Pere Planellas Giné

Tècniques de Reconstrucció en Cirurgia de Cap de Pàncreas

Pere Planellas Giné

Tècniques de Reconstrucció en Cirurgia de Cap de Pàncreas

Pancreaticogastrostomia versus Pancreaticojejunostomia

PUBLICIA

Impressum / Aviso legal
Bibliografische Information der Deutschen Nationalbibliothek: Die Deutsche Nationalbibliothek verzeichnet diese Publikation in der Deutschen Nationalbibliografie; detaillierte bibliografische Daten sind im Internet über http://dnb.d-nb.de abrufbar.

Información bibliográfica de la Deutsche Nationalbibliothek: La Deutsche Nationalbibliothek clasifica esta publicación en la Deutsche Nationalbibliografie; los datos bibliográficos detallados están disponibles en internet en http://dnb.d-nb.de.

Coverbild / Imagen de portada: www.ingimage.com

Verlag / Editorial:
PUBLICIA
ist ein Imprint der / es una marca de
OmniScriptum Publishing Group
Contact: ICS Morebooks! Marketing SRL, 4, Industriala street, 3100 Balti, Republic of Moldova
Email / Correo Electrónico: info@omniscriptum.com

Herstellung: siehe letzte Seite /
Publicado en: consulte la última página
ISBN: 978-3-8416-8444-8

Zugl. / Aprobado por: Universitat Autònoma de Barcelona, 2013

“ Ningú va dir que seria fàcil”

Josep Guardiola

ÍNDEX

ÍNDEX

ÍNDEX

A. AGRAÏMENTS:

Al Dr. Joan Figueras Felip, Professor titular de la Universitat de Barcelona, Cap Clínic de la Secció de Cirurgia Hepato-Bilio-Pancreàtica de l'Hospital Dr. Josep Trueta de Girona i director d'aquest treball. Per haver-me fet de Professor durant tots aquests anys: des del quiròfan fins a la pantalla de l'ordinador. I especialment, per haver fet possible que aquest treball s'hagi pogut realitzar. Immensament agraït.

Al Dr. Antoni Codina Cazador, Cap de Servei de l'Hospital Dr. Josep Trueta de Girona, Professor associat de la Universitat de Girona i codirector d'aquest treball. Per haver tingut la porta oberta durant la residència i en els anys posteriors marcats per la "maleïda" crisi; i haver col·laborat i animat en la realització d'aquest estudi.

Al Dr. Jaime Fernàndez-Llamazares Rodríguez, Catedràtic de la Universitat Autònoma de Barcelona, Cap de Servei de l'Hospital Universitari Germans Trias i Pujol de Badalona i codirector d'aquest treball. Gràcies pels consells i col·laboració per poder haver completat el projecte.

Al Dr. Lluís Sabater, Cap de Secció de l'Hospital Clínic de València. Per la disponibilitat i coordinació en la distància en l'elaboració d'aquest treball.

Als companys de la Unitat Hepato-Bilio-Pancreàtica del Servei de Cirurgia General de l'Hospital Dr. Josep Trueta de Girona: Antoni Codina Barreras, Santi López Ben, Maite Albiol, Laia Falgueras i Ernest Castro. Sense el seu suport, dedicació, col·laboració i comentaris no hagués estat possible.

AGRAÏMENTS

A la resta del Servei de Cirurgia General de l'Hospital Dr. Josep Trueta de Girona, pels anys de la residència i pels que han vingut després. Especialment al Dr. Josep Roig, "tutor" Farrés, Dr. Rodríguez-Hermosa (introductor dels primers treballs només arribar a l'Hospital), "resident gran" Marcel Pujadas i a tots els residents que han vingut darrera i hem compartit tots aquests anys. També per la gran acollida a la Clínica Girona, amb especial afecte al Dr. Xavier Planellas, al Dr. Francesc Tuca i al Dr. Adrià Pedernera.

A la Maria Buxó, de l' Institut d'Investigació Biomèdica de Girona(Idibgi) i del Consorci de suport a la Investigació Biomèdica en Red (Caiber), per la seva infatigable col·laboració, suport en l'apartat estadístic i la seva immensa paciència com a persona.

I als més propers, començant pels amics "externs". Amb menció especial per a l'Àlex Sànchez, proper doctorand de la ciutat de Girona; encara que sigui en un tema tan diferent com l'estudi de l'aigua.

A la meva família: al meu germà Lluís: per les aventures que hem passat, les que vindran i ser l'autor dels dibuixos del treball. Als meus pares: un m'ha transmès una vocació i m'ha ajudat a avançar en aquests moments difícils; i l'altre ha aconseguit que el món segueixi girant en l'intent. I a l'Ester: per estar al meu costat fent junts cada pas.

B. ABREVIATURES:

ASA	*American Society of Anestesiology*
CEA	Antigen Carcinoembrionari
CPRE	Colangiopancreaticografia retrògrada endoscòpica
DPC	Duodenopancreatectomia cefàlica
DS	Desviació estàndard
FP	Fístula pancreàtica
IC	Interval de confiança
IMC	Índex de massa corporal
ISGPF	*International Study Group on Pancreatic Fistula*
ISGPS	*International Study Group on Pancreatic Surgery*
MEN	Neoplàsia endocrina múltiple
PG	Pancreaticogastrostomia
PJ	Pancreaticojejunostomia
PostIQ	Postoperatori
PreIQ	Preintervenció quirúrgica
Rang IQ	Rang interquartil
RBG	Retard del buidament gàstric
UCI	Unitat de Cures Intensives

C. ÍNDEX TAULES I ICONOGRAFIA:

TAULES

DIBUIXOS

FIGURES

D. RESUM:

INTRODUCCIÓ: La Duodenopancreatectomia Cefàlica (DPC) és la intervenció quirúrgica d'elecció pel tractament de la patologia maligna i de casos seleccionats de patologia benigna de la regió periampul·lar. La mortalitat en aquesta cirurgia ha disminuït respecte les dècades precedents, i actualment és del 5% o una mica inferior en centres d'alt volum. Però la morbiditat segueix sent elevada, entre el 30 i el 60%; i dins aquestes, les 3 complicacions més freqüents són el retard del buidament gàstric, les infeccions i la fístula pancreàtica (FP). La tècnica més utilitzada per tractar el romanent de la cua pancreàtica és l'anastomosi pancreàtico-digestiva tipus Pancreaticojejunostomia (PJ); però els tres únics estudis prospectius i aleatoritzats comparant la Pancreaticogastrostomia (PG) davant la PJ no varen trobar cap diferència en la incidència de FP, probablement degut a deficiències metodològiques. Diferents estudis retrospectius informen que la incidència de FP després d'una variant de la PG amb infundibulització del munyó pancreàtic dins de l'estómac és pràcticament nul·la, però això no ha estat mai analitzat en un estudi aleatoritzat.

OBJECTIU: Es va dissenyar un estudi prospectiu, controlat i aleatoritzat comparant l'anastomosi PG infundibulitzada vs l'anastomosi PJ ducto-mucosa. L'objectiu principal era demostrar una disminució en les complicacions greus post DPC. Els objectius secundaris han estat la reducció de la incidència de FP, l'estada postoperatòria, els reingressos i estudiar la funció exocrina i endocrina a mitjà termini. L'estudi es va registrar al Current Controlled Trials (ISRCTN58328599; PG vs. PJ trial, application 22991).

MATERIAL I MÈTODE: S'han estudiat de manera prospectiva a tots els pacients que s'han intervingut de DPC, entre el febrer del 2008 i l'agost del 2012, a l'Hospital Dr. Josep Trueta de Girona i a l'Hospital Clínic de València. S'han aleatoritzat els pacients en el moment de l'acte quirúrgic en dos grups (PG i PJ), prèviament estratificats segons diagnòstic preoperatori (càncer de pàncrees i altres) i Centre. S'ha realitzat seguiment de l'evolució postoperatòria, incidència de morbiditats i de la funció endocrina i exocrina als 3 mesos. També s'han analitzat les diferències entre els pacients que han presentat complicacions greus (Complicació major o igual al Grup IIIA de la Classificació de Dindo-Clavien) i els que no l'han presentat. També s'han estudiats els factors explicatius de complicacions greus i els factors desencadenants de FP.

RESULTATS: 123 pacients han estat inclosos en l'estudi. S'han realitzat 65 PG (53%) i 58 PJ (47%). No hem trobat diferències demogràfiques ni histològiques entre ambdós grups. El grup PG va presentar una menor incidència de FP (15'4% vs. 34'5%, p=0'014) i també varen ser menys greus (p=0'006); amb una menor taxa de reingressos per complicacions (6'2% vs. 24'1%, p=0'005). No va ser diferent la incidència de complicacions greus (37 vs. 43%, p=0'485), Mortalitat (4'6% vs. 5'2%, p=1) ni la taxa de reintervencions (18'5% vs. 25'9%, p=0'322), però varen variar les indicacions i l'interval. El 92% dels pacients varen presentar insuficiència exocrina als 3 mesos, però el grup PG presentava valors més elevats d'Elastasa en femta (106'7±157 vs. 41±53'8 µg/g, p=0'031) i menor pèrdua percentual de pes (-4'5% vs. -7%, p=0'025). No es van observar diferències en la funció endocrina (Diabetes Mellitus de novo: 11'9% vs. 7'5%, p=0'443; ni en la Diferència percentual d'Hemoglobina glicosilada: -0'3% vs. -0'1%, p=0'528).

CONCLUSIONS: La reconstrucció tipus PG presenta una menor incidència i gravetat de FP. A més, redueix la taxa de reingressos. La incidència de complicacions greus, reintervencions i mortalitat és equivalent en ambdós grups. La reconstrucció tipus PG presenta una millor funció exocrina i una menor pèrdua de pes en el seguiment a 3 mesos; sense observar diferències significatives en la funció endocrina.

E. SUMMARY:

BACKGROUND: Pancreaticoduodenectomy (PD) is the surgical procedure of choice for the treatment of malignant disease and selected cases of benign pathology in the peri-ampullary region. Perioperative mortality associated with PD has decreased over the last decades, and is currently 5% or even lower in high-volume centers. However, morbidity remains high, between 30 and 60%, being delayed gastric emptying, infections and pancreatic fistula (PF) the three most common complications. The standard pancreaticoenteric anastomosis technique used to treat pancreatic remnant is Pancreaticojejunostomy (PJ), but none of the three prospective randomized studies that have compared Pancreaticogastrostomy (PG) versus PJ have found any difference in the incidence of PF, probably due to methodological shortcomings. Different retrospective studies report that the incidence of PF is toward zero after a variant of PG in which the pancreatic remnant is telescoped into the gastric lumen; but this has never been avaluated in a randomized study.

OBJECTIVE: A prospective, randomized controlled clinical trial was designed to compare telescoped PG vs. duct-to-mucosa PJ. The primary aim was to demonstrate a reduction in serious complications after PD. The secondary purposes were to reduce the incidence of PF, the postoperative stay and the readmissions as well as to study medium term exocrine and endocrine function. The study was registered at Current Controlled Trials (ISRCTN58328599; PG vs PJ Trial, application 22991).

METHODS: All patients who underwent PD at the Dr. Josep Trueta Hospital of Girona and Clínic Hospital of Valencia, between February 2008 and August 2012, were prospectively studied. Patients were randomized at the time of the surgery in both groups (PG and PJ), previously stratified according to preoperative diagnosis (pancreatic cancer and others) and Centre. Postoperative follow-up, incidence of the related morbidities and endocrine and exocrine function at 3 months were compared between the two groups. Differences between patients who developed severe complications (complication graded over Group IIIA according to Dindo-Clavien classification) and those that did not develop them were analyzed. Explanatory factors for severe complications and triggering factors for PF were studied.

RESULTS: The study consisted of 123 patients. A total of 58 PJ (47%) and 65 PG (53%) were performed. No demographic or histological differences were found between the two groups. The PG group presented a lower incidence of PF (15'4% vs. 34'5%, p=0'014), less severe PF (p=0'006) and a lower complication-related readmission rate (6'2% vs. 24'1%, p=0,005). There were no significant difference in the incidence of severe complications (37% vs. 43%, p=0'485), nor in mortality (4'6% vs. 5'2%, p=1). Reoperation rate was similar (18'5% vs. 25'9%, p=0'322), but indications and interval from PD differed in both groups. 92% of patients developed pancreatic insufficiency at 3 months follow-up, but the PG group showed significant higher values of fecal elastase (106'7±41 vs. 157±53'8 μg/g, p=0'031) and lower percentage of weight loss (-4.5% vs. -7%, p = 0'025). There were no significant differences in endocrine function (Diabetes Mellitus de novo: 11'9% vs. 7.5%, p=0'443, nor in the percentage difference in glycated hemoglobin: -0.3% vs. -0'1%, p= 0'528).

CONCLUSIONS: PG has a lower incidence and severity of PF. In addition, reduces readmissions rate. The incidence of severe complications, reoperations and mortality are equivalent in both groups. PG achieves a better exocrine function and less weight lost at 3 months follow-up; with no significant differences in endocrine function.

1. INTRODUCCIÓ

La duodenopancreatectomia cefàlica (DPC) és la intervenció quirúrgica d'elecció pel tractament de la patologia maligna i casos seleccionats de patologia benigna de la regió periampul·lar; que inclou: el duodè, la via biliar principal, l'ampul·la de Vàter i el cap del pàncrees.

La mortalitat en aquesta cirurgia ha disminuït respecte les dècades precedents, i actualment és del 5% o una mica inferior en centres d'alt volum. Però les morbiditats segueixen sent elevades, entre el 30 i el 60%; i dins aquestes, les 3 complicacions més freqüents són el retard del buidament gàstric (RBG), les infeccions i la fistula pancreàtica (FP) [1-4].

Per tot això, ha estat un repte pels cirurgians la recerca d'una anastomosis pancreàtico-digestiva segura que permeti una disminució de la incidència i gravetat de les fistules pancreàtiques, que actualment es situa entre el 5 i el 30%, i d'aquesta manera poder disminuir les complicacions i la mortalitat que condiciona. La FP s'ha relacionat amb un augment de l'estada hospitalària, augment de la incidència de les col·leccions intrabdominals, del sagnat postoperatori tardà, una major taxa de reintervencions i presenta una taxa de mortalitat del 8-40%[4-6].

La tècnica estàndard i més utilitzada per tractar el romanent de la cua pancreàtica per la reconstrucció de la DPC és l'anastomosi pancreàtico-digestiva tipus pancreaticojejunostomia (PJ)[4-8].

Diferents estudis observacionals, no controlats, han assenyalat un possible avantatge de la pancreaticogastrostomia (PG) davant la PJ en la reducció de la FP[6-7,9-12], però els tres únics estudis prospectius i aleatoritzats no confirmaven la hipòtesi de superioritat[5,13-14]. Hi ha un altre treball, que compara la PJ vs. PG, que utilitza una tècnica innovadora i diferent a la utilitzada en la resta de treballs basada en la bipartició gàstrica[15].

L'únic factor que ha demostrat augmentar la supervivència posterior a la pancreatectomia de causa neoplàsica és la seva pràctica en centres d'alt volum ($\geq$ 15-25 casos/any)[16-18].

Malgrat la dificultat de realització d'estudis aleatoritzats i multicèntrics dins el camp de la cirurgia[19], hem dissenyat un estudi prospectiu, controlat, aleatoritzat i multicèntric amb l'objectiu d'analitzar si la PG és superior sobre la PJ en la reconstrucció de la DPC, amb el màxim nivell d'evidència científica.

2. REVISIÓ I ACTUALITZACIÓ BIBLIOGRÀFICA

2.1. REVISIÓ HISTÒRICA DE LA DUODENOPANCREATECTOMIA CEFÀLICA I DE LES SEVES MODIFICACIONS TÈCNIQUES:

La cirurgia de la DPC ha estat en permanent discussió i transformació des dels seus inicis. La primera DPC va ser realitzada el 1898 per Alessandro Codivilla a la ciutat d'Ímola a Itàlia; i el pacient va morir als 28 dies de la intervenció per hemorràgia. La primera DPC amb supervivència postoperatòria (9 mesos) data del 1909 i va ser realitzada per Kaush a Berlín[20].

El 1935 Allen O. Whipple va descriure la tècnica en dos temps[21]; no va ser fins el 1945 quan va presentar-la en un sol temps quirúrgic, tal i com la coneixem avui en dia, en el seu treball *''Pancreaticoduodenectomy for islet carcinoma – a five year follow-up''*[22]. Aquests salts endavant de la cirurgia van estar ajudats pels avenços anestèsics i a la utilització de la vitamina K per la prevenció de l'hemorràgia.

La DPC, tal i com la va descriure Whipple, comporta l'exèresi del cap del pàncrees, duodè, primers centímetres de jejú, antre gàstric i la via biliar principal per sobre de la desembocadura del cístic, amb tres anastomosis per a la seva reconstrucció.

La primera descripció de la PG al laboratori data de l'any 1934 per Tripodi i Sherwin[23], i posteriorment va ser corroborada en el treball de Person i Glenn[24]. L'any 1946, Waugh i Clagett[25] varen realitzar la primera reconstrucció pancreàtica en la DPC tipus PG en un pacient a la Clínica Mayo de Rochester, Minesota, Estats Units d'Amèrica. Des d'aleshores s'han elaborat diferents estudis observacionals, no controlats, contradictoris que han assenyalat un possible avantatge de la PG davant la PJ o a l'anvers en la reducció de la incidència de la FP. Però els tres únics estudis prospectius i aleatoritzats (Yeo et al[13], publicat l'any 1995, Bassi et al [5] i Duffas et al[14] publicats l'any 2005) no varen confirmar la hipòtesi de superioritat i suggerien que els factors més importants per la reducció de la incidència de la FP era l'experiència del cirurgià, la textura de la cua pancreàtica i la patologia primària. El treball de Fernàndez-Cruz et al, utilitza una tècnica innovadora i diferent a la utilitzada en la resta de treballs basada en la bipartició gàstrica[15].

Alguns cirurgians recomanen la utilització de tutors intraluminals en la reconstrucció pancreàtica, per protegir el conducte pancreàtic durant l'anastomosis ducto-mucosa. La major part dels grups només utilitzen el tutor en la reconstrucció tipus PJ quan el diàmetre del conducte pancreàtic és inferior a 3mm[26]. Malgrat aquestes recomanacions, en el treball prospectiu i aleatoritzat de Winter et al en que s'estudiava la utilització de tutors en la PJ, el pàncrees tou no va presentar una disminució en la incidència de FP ni disminució de la mortalitat[27]. També hi ha grups de treball que utilitzen el drenatge del conducte pancreàtic amb tutor intraluminal abocat a la pell en la reconstrucció tipus PG o tipus PJ, tal i com es va analitzar en el treball multicèntric francès de Pessaux et al publicat l'any 2011. Es varen incloure 158 pacients amb pàncrees tou i diàmetre del wirsung inferior a 3 mm aleatoritzats per utilització de drenatge extern o sense tutor. Varen observar una disminució en la incidència de complicacions (41'5% vs. 61'7%, p = 0'01), fístula pancreàtica (26% vs. 42%, p = 0'034) i RBG (7'8% vs. 27'2%, p = 0'001) en el grup amb drenatge extern; però sense diferències en mortalitat (3.7% vs. 3.9%, p= 0'37) ni estada hospitalària (22 dies vs. 26 dies, p = 0'11)[28]. En canvi, el metanàlisi de Xiong et al de l'any 2012 no observa diferències entre la utilització de tutor intraluminal en comparació a no utilitzar-los, ni entre tutor intern en comparació a tutor al exterior[29]. Alguns grups de treball, com el de l'Hospital de Turí, Itàlia, utilitzen els drenatge extern tipus pancreatostomia en el tractament de les FP grau C, en un abordatge en dos temps amb uns excel·lents resultats que caldrà validar amb treballs posteriors[30].

Una altra modificació plantejada sobre la DPC de Whipple és la preservació pilòrica. L'any 1944 Watson va descriure aquesta modificació[31], però no va ser fins els anys 70 quan Traverso i Longmire varen reintroduir la preservació pilòrica com una alternativa[32]. Des de llavors s'han realitzat múltiples estudis i en el metanàlisi per Diener et al no va observar diferències significatives entre les dues tècniques en morbiditat, mortalitat ni en la incidència de RBG[33]. El treball aleatoritzat japonès de Kawai et al va estudiar en un grup de 130 pacients la resecció de l'anell pilòric, que podria disminuir el retard del buidament gàstric. Va observar una disminució en la incidència del RBG del 17'2% en el grup preservació pilòrica, enfront del 4'5% en el grup amb resecció de l'anell pilòric[34].

Respecte a la fase de reconstrucció, l'any 2005, Hartel et al van presentar la reconstrucció antecòlica del trànsit gàstric. Aquesta modificació persegueix disminuir el RBG i que actuaria en forma de barrera de separació entre l'anastomosi gastro-intestinal amb la anastomosis PJ en cas de presentar una FP[35].

L'any 2006, Pessaux et al[36] i l'any 2008, Figueras et al[37], varen presentar per separat l'abordatge inicial de l'artèria mesentèrica superior en la DPC. Els avantatges d'aquest abordatge, enfront de la tècnica clàssica, són que assegura una limfadenectomia completa, permet detectar variacions anatòmiques, permet evidenciar si hi ha afectació de l'artèria mesentèrica superior i disminueix el sagnat durant la dissecció al lligar les artèries pancreaticoduodenals inferiors i superiors prèviament a la resecció.

La linfadenectomia associada a la DPC es va debatre a partir d'una sèrie de treballs Japanesos que recomanaven la realització d'una linfadenectomia ampliada enfront al procediment clàssic[38-39]. Però una sèrie de treballs aleatoritzats posteriors van demostrar que la limfadenectomia ampliada no augmentava la supervivència; i en canvi s'associava a una major incidència de complicacions, especialment en el postoperatori immediat[40-43].

No només ha canviat la tècnica durant aquests anys, si no també els criteris de resecabilitat. Tradicionalment la infiltració venosa s'havia considerat una causa d'irresecabilitat. Actualment, s'accepta que la resecció i reconstrucció de la vena mesentèrica superior i de la vena porta durant la DPC, si no s'acompanya de cap altre criteri d'irresecabilitat, no empitjora la morbiditat, mortalitat ni la supervivència als 5 anys[44].

Dibuix 1. Regió periampul·lar – Operació de Whipple o DPC clàssica.

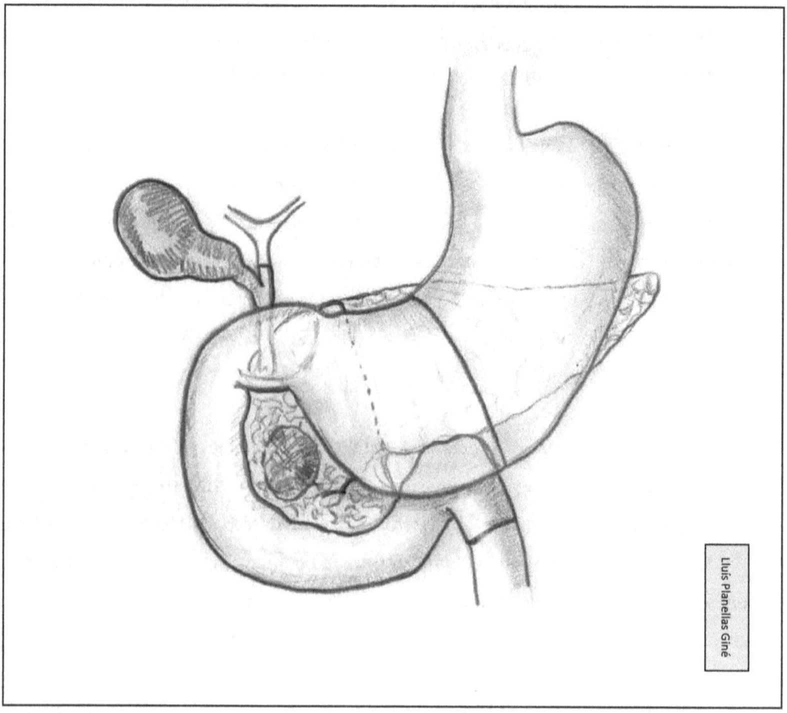

2.2. ESTAT ACTUAL DE LA RECONSTRUCCIÓ TIPUS PANCREATICOGASTROSTOMIA VS PANCREATICOJEJUNOSTOMIA:

Únicament hi ha 3 estudis prospectius i aleatoritzats que comparin la reconstrucció tipus PG i la PJ, sense trobar diferències significatives entre les dues tècniques i presentant importants diferències metodològiques.

El més antic és el de Yeo et al de l'Hospital Johns Hopkins de Baltimore, publicat l'any 1995. Es varen estudiar 145 pacients aleatoritzats entre PG i PJ, amb una incidència de FP de 12'3% en la PG vs. 11'1% en la PJ, sense diferències significatives. Els factors que varen augmentar el risc de presentar FP varen ser: patologia ampul·lar o duodenal, pàncrees tou, durada prolongada de la cirurgia, sagnat intraoperatori i baix volum quirúrgic[13].

El segon estudi prospectiu i aleatoritzat és el de Bassi et al de l'Hospital Universitari de Verona, Itàlia, publicat l'any 2005. Es varen estudiar 151 pacients que s'havien d'intervenir de DPC amb romanent pancreàtic tou. La incidència de FP va ser del 13% en la PG i 16% en la PJ, sense diferències significatives. La PG va obtenir millors resultats, presentant diferències significatives, en: menor taxa de col·leccions intraoperatòries, menor taxa de RBG i menys fístules biliars. És a dir, sembla que la incidència de FP és similar, però les conseqüències són menys greus[5].

El treball de Duffas et al publicat l'any 2005 és un treball multicèntric francès en el que varen participar 14 centres. Es varen aleatoritzar 149 pacients, realitzant-se 81 PG i 68 PJ. La incidència de FP va ser del 16% en el grup PG i del 20% en el grup PJ. La incidència de complicacions intrabdominals (objectiu principal) va ser del 34% en ambdós grups; i la mortalitat del 12% en el grup PG, en comparació al 10% en PJ. Per tant, segons els seus resultats, la tècnica utilitzada per la reconstrucció no modifica la incidència de complicacions intrabdominals ni la de la FP[14].

Els 3 estudis prospectius i aleatoritzats, donat el pas del temps, presenten problemes metodològics que en dificulten la interpretació; sent el més important, que cap d'ells utilitza les definicions acceptades per consens pels diferents grups internacionals i que no realitzen seguiment per l'estudi de la funció endocrina.

Hi ha un quart treball a la literatura prospectiu i aleatoritzat que estudia els resultats obtinguts segons reconstrucció tipus PG i PJ. És el treball de Fernàndez-Cruz et al, de l'Hospital Clínic de Barcelona i publicat l'any 2008. Aquest treball utilitza una tècnica innovadora i diferent a la utilitzada en la resta de treballs basada en la bipartició gàstrica, que és una tècnica amb molt poca implantació entre el cirugians. Aquest és el motiu pel que no l'utilitzarem en l'anàlisi dels nostres resultats. Es varen aleatoritzar 53 pacients en el grup PG i 55 en el grup PJ, amb una baixa incidència de complicacions i FP; observant diferències estadísticament significatives a favor de la variant PG amb bipartició[15].

S'han realitzat 3 metanàlisis, McKay et al l'any 2006, Wente et al l'any 2007 i Shen et al l'any 2012, analitzant aquests treballs. Els 2 primers metanàlisis conclouen que ambdues tècniques són equivalents, però s'intueix una possible superioritat de la PG davant la PJ. El metanàlisi de Shen et al conclou a favor de la reconstrucció tipus PG; però els 3 treballs sol·liciten la realització d'un treball que corregeixi els errors metodològics dels precedents. Alerten del probable biaix de la major part de treballs tant prospectius com retrospectius per voler demostrar superioritat d'una o altra tècnica[1,45-46].

Revisant la literatura científica es troben treballs retrospectius que comparen les dues tècniques. Dins d'aquests, destaca l'estudi retrospectiu d'Aranha et al publicat l'any 2003 i que incloïa 214 pacients intervinguts en que observa una incidència de FP similar en els dos grups (PG 12% vs. PJ 14%), però en el grup PJ són més greus: s'associen a més fístules biliars, necessiten més drenatges percutanis i necessiten més temps per tancar la FP (PG 20'1±18'2 dies vs. PJ 43'8 ± 33'6 dies) ($p=0,069$)[6].

Taula 1. Estudis retrospectius que comparen la PG i la PJ:

Autor	**País**	**Període**	**N (PJ/PG)**	**FP PJ/PG (%)**	**Morbidit. PJ/PG (%)**	**Mortalitat PJ/PG (%)**	**Reintervenció PJ/PG (%)**	**Dies ingrés PJ/PG**
Aranha et al[6]	USA	1995-2001	214 (97/177)	14/12	81/55	4/0	-	12/11
Oussoultzoglou et al[7]	França	1987-2001	250 (83/167)	20/2	63/38	2/3	18/4’7	23/17
Schlitt et al[2]	Alemanya	1988-2000	441 (191/250)	13/3	22/12	12’6/4’4	-	-
Takano et al[9]	Japó	1994-1999	142 (69/73)	13/0	30/3	3/0	-	-
Kim et al[10]	Korea	1991-2005	86 (38/48)	15’8/2’1	34/19	8/4	-	-
Fang et al[11]	Taiwan	1992-2005	377 (188/189)	8’9/2’1	56’4/33’9	17’6/3’7	-	28/23
Aoori et al[12]	Anglaterra	2005-2009	424 (185/239)	16’2/23’4	33’5/45’2	8’6/7	4’3/4’2	10/10

Dos dels centres francesos més importants en la cirurgia pancreàtica es manifesten favorables a la PG i l'han introduït com la seva tècnica de reconstrucció habitual. En l'estudi retrospectiu d'Oussoultzoglou et al de l'Hospital d'Estrasburg s'analitzava el resultat de les seves darreres 250 DPC. S'havia realitzat una reconstrucció tipus PG en 167 pacients, amb uns resultats molt favorables per aquest subgrup. La morbiditat disminuïa del 53% PJ al 38'3% PG, la incidència de FP es reduïa del 20'4% PJ al 2'3% PG, i la necessitat de relaparotomies del 18% PJ al 4'7% PG. A més, la mortalitat dels pacients que havien presentat FP era del 22% PJ pel 0% PG. En la mortalitat global no s'observaven diferències significatives (2'9% PG vs. 2'4% PJ)[7].

Malgrat això, el grup de l'Hospital d'Estrasburg, va presentar dos anys després que tot i la disminució de la incidència de FP, la taxa de morbiditat continuava sent elevada. En el seu estudi els factors que s'associaven amb la morbiditat postoperatòria és la condició preoperatòria del pacient (escala ASA ≥ 3) i la necessitat de transfusió intraoperatòria[47].

La unitat de cirurgia pancreàtica de l'Hospital de Beaujon, adscrit a la Universitat de París VII, utilitza com a tècnica reconstructiva de rutina la PG. L'any 2004 van presentar la seva sèrie de 242 DPC utilitzant PG. El 13% dels pacients varen presentar FP: en el 87% dels pacients es va resoldre amb tractament conservador (27 de 31 pacients i 4 varen necessitar cirurgia (2 per hemoperitoni i 2 per col·leccions no drenables percutàniament). Però en 10 dels 27 pacients resolts de forma conservadora, va ser necessari el drenatge percutani de col·leccions intrabdominals. Únicament varen tenir una mort en el grup de pacients amb FP, en el que es va presentar un hemoperitoni massiu en un pacient que no s'havia detectat la FP[48].

L'any 2011 s'ha publicat l'estudi d'Aoori et al en el que es varen estudiar de forma retrospectiva 424 pacients intervinguts consecutivament de DPC a l'Hospital de la Reina Isabel de Birmingham, Anglaterra, entre l'any 2005 i 2009. Les intervencions varen ser realitzades per 6 cirurgians experts, i cadascun d'ells podia utilitzar la tècnica amb la que estigués més familiaritzat o que considerés més adient en cadascun dels casos. Es va realitzar majoritàriament la tècnica de reconstrucció tipus PG (239 PG vs. 185 PJ) amb uns resultats estadísticament similars. En aquest treball s'utilitzava les classificacions de gravetat de la ISGPF. El grup PG presentava major taxa de FP (23'4 PG vs. 16'2% PJ, p=0'067), però d'una menor gravetat. La incidència de FP grau C era superior en el grup PJ (7% PJ vs. 5'8% PG, p=0'690) i la incidència en el grau A era superior en el grup PG (7'9% PG vs. 2'7% PJ, p=0'019). La incidència de les altres complicacions eren similars en ambdós grups i conclouen recomanant que sigui una elecció del propi cirurgià segons la seva experiència[12].

En l'estudi multicèntric francès de l'any 2010 de Delpero et al, s'estudiaren 1296 pacients intervinguts de DPC entre l'any 2004 i 2009, analitzant les FP seguint la definició de la ISGPF. Varen presentar una menor incidència i gravetat de les FP en el grup PG en comparació al grup PJ. La incidència de FP va ser de 10'4% en el grup PG i de 16'8% en el grup PJ (p=0'0012). I a més, també eren de menor gravetat. Agrupant els grau B i C, varen presentar un 7'1% de FP greu el grup PG, en comparació al 10'8% del grup PJ (p=0'03)[49].

A Espanya s'han realitzat pocs estudis sobre quina és la millor tècnica en la reconstrucció de la DPC. L'any 2002 es va publicar la sèrie de Pla et al, on es recollien 16 casos entre l'any 1996 i el 2000. Presentaven una taxa de morbiditat del 43% i de mortalitat del 0%, amb un 19% dels pacients reintervinguts per diferents motius[50]. Malgrat presentar uns bons resultats, la crítica ve donada pel baix volum d'intervencions. Fet que s'ha demostrat que és un factor pronòstic en la presentació de complicacions[16-18]. La realització d'intervencions en hospitals de baix volum només estaria indicat en un centre en creixement, unit a una política sanitària favorable a centralitzar els casos i a la creació d'unitats especialitzades.

Una de les sèries més importants a Espanya en cirurgia pancreàtica és la de Busquets et al, en que es varen estudiar 204 pacients intervinguts de DPC per Adenocarcinoma de Pàncrees consecutivament a l'Hospital Universitari de Bellvitge entre l'any 1991 i 2007. La tècnica reconstructiva utilitzada en tots els pacients va ser la PJ. Aquesta sèrie ens permet saber la incidència real de complicacions en una unitat especialitzada a Espanya: La incidència de FP va ser del 10%, 20% RBG, 45% complicacions, 13% reintervencions i 7% de mortalitat[8].

Recentment també s'han publicat a Espanya alguns articles crítics amb els treballs realitzats prèviament en la patologia pancreàtica, incloent els relacionats amb la tècnica utilitzada en la reconstrucció pancreàtica. La disparitat en la incidència de les complicacions i de les definicions de les mateixes, impossibilita la comparació i compromet la seva validesa dels treballs[51-53].

2.3. EPIDEMIOLOGIA DE LA PATOLOGIA DE LA REGIÓ PERIAMPUL·LAR:

La denominada **regió periampul·lar** engloba l'ampolla de Vàter, el duodè, el colèdoc i el pàncrees. Les neoplàsies d'aquesta regió són agressives i de mal pronòstic. La neoplàsia més freqüent és el càncer de pàncrees. La dada epidemiològicament més rellevant d'aquesta patologia és la seva elevada letalitat.

El càncer és la primera causa de mort en els homes i la segona en les dones a Espanya. L'any 2006 varen morir 61.184 homes i 36.862 dones per càncer a Espanya. Sent el càncer de pàncrees el setè en els homes i cinquè en les dones per causa de mortalitat per càncer (2.535 homes i 2.315 dones l'any 2006, respectivament)[54].

La incidència estimada de nous casos segons l'Institut Nacional de Salut dels Estats Units d'Amèrica per l'any 2012 és de 43.920 nous casos. Des de l'any 2004 s'observa un augment en la incidència de l' 1'5% anual. El número estimat de morts per càncer de pàncrees per l'any 2012 als Estats Units d'Amèrica és de 37.390 morts. Entre l'any 2004 i 2008 hi ha hagut un augment de la mortalitat del 0'4% per any [55].

La incidència estimada, segons el projecte GLOBOCAN 2008 de l'Organització Mundial de la Salut, de càncer de pàncrees a Espanya l'any 2008 és de 5.084 nous casos, 7 i 4'1 casos nous per 100.000 habitants i any per homes i dones, respectivament. Representant el 2'6% dels càncers diagnosticats a Espanya l'any 2008. La mortalitat per càncer de pàncrees a Espanya s'estima de 5.041 persones, 6'7 i 4 morts per 100.000 habitants i any per homes i dones, respectivament[56].

La incidència de **càncer de pàncrees** a Girona (1994-1998) va ser de 5'2 i 3'8 per 100.000 habitants i any per homes i dones, respectivament[57]. La incidència de càncer de pàncrees és més elevada a Amèrica del Nord i a Europa (11'8–12'5 casos per 100.000 habitants) i inferior al sud i est d'Àsia i a la major part d'Àfrica (<3'5 casos per 100.000 habitants)[58].

El 80-90% dels càncers de pàncrees afecten la part exocrina; i els més freqüents són els **adenocarcinomes ductals**. El 70% dels **adenocarcinomes ductals de pàncrees** es localitzen al cap pancreàtic. Els **adenocarcinomes acinars** representen el 2%. La supervivència del càncer de pàncrees als 5 anys és del 5%, i aquesta es relaciona amb l'estadificació TNM (apartat 2.3.).

Els factors de risc més relacionats amb la presentació del càncer de pàncrees, de major a menor, són: fumadors, història familiar de càncer de pàncrees, elevat consum d'alcohol (>60 ml etanol/dia), diabetis mellitus i la història de pancreatitis[59]. La proporció d'homes i dones és de 2 a 1, sense que es conegui la causa. El 10% de les persones afectades tenen antecedents familiars de càncer de pàncrees. S'han estudiat gran varietat de síndromes hereditaris familiars i mutacions genètiques responsables d'aquesta predisposició, sent els més rellevants: síndrome Peutz-Jeghers (mutació *serine-threonine protein kinase 11*), Pancreatitis Hereditària (mutació *protease serine 1 i serine proteaseinhibitor Kazal type1*), síndrome Li-Fraumeni (mutació *tumor protein 53*), Fibrosi quística (mutació *Cystic fibrosis transmembrane conductance)*[60].

Els **tumors neuroendocrins** de pàncrees representen el 3-5% dels tumors pancreàtics, s'originen en els illots pancreàtics. Són poc freqüents i amb un millor pronòstic en global que les neoplàsies exocrines de pàncrees. La supervivència als 5 anys quan són ressecables és del 55%; i per contra, del 15% quan són irressecables[61]. Poden ser funcionals (Gastrinoma, Insulinoma, Glucagonoma, Somatostatinoma, Vipoma) o no funcionals i es solen localitzar al cos-cua de pàncrees. Habitualment són esporàdics, però també poden formar part del síndrome de neoplàsia endocrina múltiple, conegut com a síndrome MEN-1. És una mutació autosòmica dominant del cromosoma 11q13 que condiciona trastorns a l'hipòfisi, glàndula paratiroides i pàncrees endocrí. També pot formar part d'altres síndromes menys freqüents[62].

La resta de neoplàsies de la regió periampul·lar tenen una menor incidència. La majoria són adenocarcinomes papil·lars i es presenten en persones d'edat avançada.

El **carcinoma ampul·lar** també és de tipus adenocarcinoma i representa del 6 al 20% dels càncers de la regió periampul·lar. Presenta una menor agressivitat que la resta de tumors periampul·lars, amb un supervivència als 5 anys del 25-55%[63].

Les **neoplàsies quístiques pancreàtiques** són una indicació de DPC poc freqüent, i representen el 10% del total de les lesions quístiques pancreàtiques (el 90% són pseudoquists inflamatoris) i l'1% dels tumors pancreàtics. Dins aquest grup s'inclouen diferents entitats amb diferent potencial de malignitzar: cistoadenoma serós, neoplàsia quística mucinosa, neoplàsia intraductal papil·lar mucinosa i tumor sòlid pseudopapil·lar. Dins aquestes entitats, la més freqüent és el cistoadenoma serós, però es sol localitzar al cos o cua del pàncrees i es tracta d'una lesió benigna. La neoplàsia intraductal papil·lar mucinosa és la única que té preferència per localitzar-se al cap del pàncrees, encara que pot afectar tota la glàndula. És una lesió amb elevat potencial de malignització o tractar-se d'un carcinoma en el moment del diagnòstic, pel que el seu tractament si afecta al conducte pancreàtic principal és la resecció quirúrgica[64].

El **càncer de la via biliar extrahepàtica** o colangiocarcinoma és poc freqüent i histològicament solen ser adenocarcinomes. La resecció curativa és possible en el 25-30% dels distals, en comparació a només el 10% en els proximals. El tractament òptim és el quirúrgic, que varia segons la localització. La intervenció d'elecció en els distals és la DPC[65-66].

La **neoplàsia maligna de duodè** té una baixa incidència i representa el 0'5% dels tumors gastrointestinals i el 45% dels tumors d'intestí prim. Majoritàriament es tracta d'adenocarcinomes localitzats a la segona porció duodenal i el tractament amb intenció curativa d'elecció és la DPC. La seva freqüència està augmentant darrerament, probablement relacionada amb la utilització dels inhibidors de la bomba de protons i l'augment de la incidència d'infecció per l'Helicobacter Pilory[67].

L'any 2004 es va publicar el registre hospitalari de tumoracions pancreàtiques de l'Hospital Clínic de Barcelona. D'aquest registre realitzat des de l'any 1990 fins el 2003, el 31% de la totalitat dels pacient van ser resecables amb intenció curativa, i d'aquests el 73% (143 de 195) la intervenció escollida va ser la DPC[68].

Taula 2. Registre de tumoracions pancreàtiques de l'Hospital Clínic de Barcelona[68].

Edat (anys)	66±9
Sexe (homes / dones)	341 (54%) / 289 (46%)
Diagnòstic fonamental:	
Lesió maligna del pàncrees exocrí	532 (84%)
Lesió maligna periampul·lar	48 (8%)
Lesió del pàncrees endocrí	27 (4%)
Lesió benigna pancreàtica	20 (3%)
Lesió benigna periampul·lar	3 (1%)
Localització	
Cap	402 (64%)
Cos	113 (18%)
Cua	45 (7%)
Regió ampul·lar	51 (8%)
Difús	19 (3%)
Diàmetre (cm ±DS)	3'8 ± 1'7

Cameron, de l'Hospital John Hopkins, va publicar l' any 2006 la seva sèrie de 1000 DPC, recollida des de l'any 1969 fins el 2003. I es pot utilitzar de referència per valorar la freqüència de les indicacions de DPC. La causa més freqüent és el càncer de pàncrees[4].

Taula 3. Indicacions quirúrgiques de la DPC[4].

Càncer periampul·lar	652 (65%)
Pàncrees	405
Ampul·la	113
Colèdoc distal	95
Duodè	39
Pancreatitis crònica	89 (9%)
Tumors neuroendocrins	57 (6%)
Neoplàsia papil·lar mucinosa intraductal	53 (5%)
Cistoadenoma/Cistoadenocarcinoma	48 (5%)
Adenoma ampul·lar/duodenal	47 (5%)
Càncer metastàsic al pàncrees	8 (1%)
Tumors estromals gastrointestinals	5 (1%)
Miscel·lània	4 (1%)
Total	1000

2.4. DIAGNÒSTIC I TRACTAMENT:

Les neoplàsies de la regió periampul·lar tenen una presentació clínica comú. Totes elles són de difícil diagnòstic, al tenir uns símptomes inicials molt inespecífics. Quan els símptomes apareixen sol tractar-se d'estadis avançats, motiu de l'alta taxa d'irresecabilitat (70-80%).

La forma de presentació més habitual és la d'un pacient amb síndrome tòxica (astènia, anorèxia i pèrdua de pes) que consulta per icterícia, amb o sense dolor abdominal.

La icterícia és deguda a l'obstrucció de la via biliar que s'expressa per l'augment de la bilirubina directa (o conjugada) en sang, colúria i acòlia.

El dolor sol ser localitzat a epigastri, sord, constant i s'irradia cap a l'esquena. Si el dolor és molt intens acostuma a reflectir infiltració nerviosa del plexe celíac pel tumor i sol predir irresecabilitat.

Altres símptomes de presentació, molt poc freqüents, són: oclusió intestinal, hídrops vesicular, trombosis venosa profunda, trombosis migrans (Signe de Trosseau), diabetis, ...

Els recents avenços en els estudis genètics han permès estudiar diferents mutacions relacionades amb el càncer pancreàtic amb agregació familiar (3-10% del total). La importància d'aquests descobriments i el seu possible impacte està en fase preliminar.

La tècnica de referència per al diagnòstic i estadificació dels tumors periampul·lars és la tomografia computaritzada amb multitalls amb tècnica multifàsica (TC). Els paràmetres habituals són: colimació fina (0'75-1mm) reconstrucció d'imatges de 1-2'5mm, injecció d'un bolus ràpid de contrast iodat intravenós (150 ml a 3'5-4 ml/s), adquisició de les dades en una sola passada per fase durant una apnea. El protocol del nostre hospital per a la patologia hepato-bilio-pancreàtica inclou la realització de 3 fases: arterial-pancreàtica, que s'inicia als 40 segons de la injecció de contrast; fase venosa portal, als 70 segons; fase tardana d'equilibri, als 3 minuts. La fase arterial té l'objectiu de detectar les lesions periampul·lars i l'anàlisis de la vascularització arterial regional (tronc celíac, les seves branques i l'artèria mesentèrica superior). La fase portal permet la valoració de les estructures venoses de l'eix portal-mesentèric i la detecció de lesions en el parènquima hepàtic; la fase d'equilibri mostra el realçament progressiu d'algunes lesions, com el colangiocarcinoma, i completa la caracterització de les lesions hepàtiques.

És molt important que la TC sigui prèvia a qualsevol manipulació de la biliar com la colangio-pancreatografia retrògrada endoscòpica (CPRE) amb o sense col·locació d'endopròtesi, ja que dificulta la interpretació de les imatges radiològiques.

La manipulació per descomprimir la via biliar preoperatòria s'associa a un increment en les taxes de morbiditat en els pacients que s'hagin d'intervenir de DPC. És preferible una intervenció precoç en els pacients resecables que posposar la cirurgia per drenar la via biliar preoperatòriament[69-70].

En el treball retrospectiu de Povoski et al de l'any 1999 es varen estudiar a 240 pacients intervinguts de DPC, amb 126 pacients (53%) en que es va drenar preoperatòriament la via biliar. Va observar una major taxa de col·leccions intrabdominals (p=0'022), morbiditat (p=0'025) i mortalitat (p=0'037)[69]. El treball holandès posterior, multicèntric i aleatoritzat de Van der Gagg et al, publicat l'any 2010 i en que es varen incloure a 202 pacients: la descompressió preoperatòria de la via biliar augmentava el risc de presentar complicacions greus (p < 0'001), però no hi havia diferències en estada hospitalària ni mortalitat[70].

Seguint els criteris de Lu et al per valorar la invasió d'estructures vasculars, es considera probable quan hi ha un contacte de la lesió tumoral major del 50% de la seva circumferència amb el vas sanguini (valor predictiu positiu del 95%)[71].

Per valorar l'afectació ganglionar s'utilitzen criteris morfològics. És suggestiu de metàstasi ganglionar l'adenopatia quan té un diàmetre superior a 1 cm.

El marcador tumoral més utilitzat per la patologia periampul·lar és el Ca 19.9. El Ca 19.9 té una elevada especificitat i és molt útil en el seguiment i monitorització dels pacients. El problema és que múltiples patologies de diferents localitzacions, benignes o malignes, poden elevar els seus valors. També mostra falsos positius en el pacients amb icterícia benigna. Altres marcadors utilitzats són el CA-125, CEA,...

Actualment s'estan estudiant nous marcadors en sang (DU-PAN-2, CMA-17WGA, HAMA,...), marcadors genètics i epigenètics (Mutacions k-ras, p53, alteracions en la metilació del DNA, mutacions en el DNA mitocondrial), que, a més de la utilitat en el seguiment, també serveixin pel diagnòstic precoç[72]. També s'estan estudiant diferents metabolits en orina que permetrien un diagnòstic precoç i diferencial enfront de la patologia benigna, en comparació amb els estudis radiològics utilitzats en l'actualitat[73].

El sistema de classificació més utilitzat internacionalment pel càncer de pàncrees és el del Comitè Americà Conjunt pel Càncer (AJCC), que permet l'estadificació seguint la classificació TNM, i aquesta es relaciona amb la supervivència[61].

Els millors predictors histològics per la supervivència després de la cirurgia del càncer de pàncrees són: l'estadificació, grau de diferenciació, mida del tumor i el marge de resecció[74].

L'impacte dels marges de resecció és un tema de debat actual, per l'important implicació en els tractaments adjuvants i disparitat de protocols utilitzats en la literatura per l'estudi histològic. Les taxes de Resecció R1 varien en els diferents treballs del 16 al 76%[74-77]. En l'estudi internacional de Neopatolemos et al es va evidenciar que el 19% dels pacients intervinguts per càncer de pàncrees presentaven afectació microscòpica del marge (R1) i que aquesta es relacionava amb una pitjor supervivència (mediana de supervivència de 10'9 mesos per R1 vs 16'9 mesos per

R0). Els dos grups de pacients es varen beneficiar de l'utilització de quimioteràpia adjuvant, amb un increment de la supervivència a 19'7 mesos pel grup R0 amb quimioteràpia i 14 mesos pel grup R1 amb quimioteràpia. La radioteràpia no millorava la supervivència en cap dels dos grups[75]. En canvi, el treball de Raut et al publicat l'any 2007 no va observar diferències en l'estudi multivariant al analitzar la recidiva i la supervivència en funció dels marges de resecció. En la seva sèrie l'afectació R1 va ser del 16'7% i la mediana de supervivència pels pacients R1 va ser 21'5 mesos i pels pacients R0 de 27'8 mesos ($p=0.026$)[76].

El nostre grup de treball utilitza el protocol estandaritzat per l'estudi anatomopatològic de la publicació d'Esposito et al. Caracteritzat per l'estudi sistemàtic dels marges, especialment dels teixits tous, i es defineix com a resecció tipus R1 quan el marge de resecció és $\leq$ 1 mm. Aquest estudi sistemàtic permet identificar un major número de reseccions R1 (76%); amb la seva implicació en les diferents opcions mèdiques adjuvants i en el seguiment[77].

Taula 4. Classificació TNM pel càncer de pàncrees[61].

T		Descriu la mida del tumor primari i la invasió d'òrgans veïns.
	▪ **TX**	El tumor principal no es pot avaluar.
	▪ **T0**	No hi ha evidència d'un tumor primari.
	▪ **Tis**	Carcinoma "in situ".
	▪ **T1**	El càncer no s'ha propagat més enllà del pàncrees i és menor de 2 cm.
	▪ **T2**	El càncer no s'ha propagat més enllà del pàncrees, però és major de 2 cm de mida.
	▪ **T3**	El càncer s'ha estès des del pàncrees als teixits circumdants peripancreàtics, duodè o arbre biliar, però no als grans vasos sanguinis ni als nervis.
	▪ **T4**	El càncer s'ha estès més enllà del pàncrees: a l'estómac, melsa, cólon o als grans vasos sanguinis o als nervis.

N		Ganglis limfàtics
	▪ **Nx**	Els ganglis limfàtics regionals no es poden avaluar.
	▪ **No**	No hi ha propagació als ganglis limfàtics regionals.
	▪ **N1**	El càncer s'ha propagat als ganglis limfàtics regionals.

M		Propagació a altres òrgans
	▪ **MX**	La propagació a òrgans distants no es pot avaluar.
	▪ **M0**	El càncer no s'ha propagat als ganglis limfàtics distants (diferents als pròxims del pàncrees ó N1) ó a òrgans distants com el fetge, pulmons, cervell, etc.
	▪ **M1**	Metàstasi a distància present.

Taula 5. Classificació per Estadificació del càncer de pàncrees[61].

ESTADIFICACIÓ	DEFINICIÓ
Estadi IA (T1, N0, M0)	El tumor es limita al pàncrees i és inferior a 2 cm de mida. No s'ha propagat als ganglis limfàtics propers o distants.
Estadi IB (T2, N0, M0)	El tumor es limita al pàncrees i és major de 2 cm de mida. No s'ha propagat als ganglis limfàtics propers o distants.
Estadi IIA (T3, N0, M0)	El tumor està creixent fora del pàncrees, però no als grans vasos sanguinis. No s'ha propagat als ganglis limfàtics propers o distants.
Estadi IIB (T1-3, N1, M0)	El tumor està confinat al pàncrees o fora de pàncrees, però no en grans vasos sanguinis propers o dels principals nervis. S'ha propagat als ganglis limfàtics propers, però no distants.
Estadi III (T4, qualsevol N, M0)	El tumor està creixent fora del pàncrees en els grans vasos sanguinis propers o nervis importants. Pot o no estendre's als ganglis limfàtics propers. No s'ha propagat a àrees distants.
Estadi IV (Qualsevol T, Qualsevol N, M1)	El tumor està creixent fora del pàncrees en els grans vasos sanguinis propers o nervis importants. Pot o no estendre's als ganglis limfàtics propers. S'ha propagat a àrees distants.

Taula 6. Relació entre l'estadificació i la supervivència als 5 anys[61].

Etapa		Supervivència 5 anys
Estadi I	(T1, N0, M0)	37%
Estadi IB	(T2, N0, M0)	21%
Estadi IIA	(T3, N0, M0)	12%
Estadi IIB	(T1-3, N1, M0)	6%
Estadi III	(T4, qualsevol N, M0)	2%
Estadi IV	(Qualsevol T, Qualsevol N, M1)	1%

2. 5. COMPLICACIONS POSTOPERATÒRIES I EL SEU TRACTAMENT:

A l'hora d'avaluar els diferents estudis un dels principals problemes és la disparitat de definicions de les complicacions després d'una DPC[78]. Això és clau per determinar la incidència real de les complicacions i poder fer comparacions entre diferents estudis. Així com la **mortalitat perioperatòria** és fàcilment quantificable (mort en els 30 dies posteriors a la cirurgia o durant l'ingrés per la cirurgia), la morbiditat és molt difícil de quantificar, i per tant, de comparar.

Bassi et al va publicar un estudi l'any 2004 on remarcava la importància d'unificar criteris i proposava una definició per la **fístula pancreàtica** (FP): "qualsevol quantitat mesurable de líquid procedent d'un drenatge col·locat durant la operació o percutàniament, amb un contingut d'amilases superior a tres vegades el valor plasmàtic, després del tercer dia de postoperatori". Va cercar al Medline les diferents definicions utilitzades per cirurgians experts en cirurgia pancreàtica des de l'any 1991 fins el 2000. Va trobar 26 definicions diferents i les va aplicar a una sèrie consecutiva de 242 pacients demostrant que la incidència de FP variava segons la definició que s'aplicava d' un 9'9 a un 28'5%[79].

Aquesta definició va ser acceptada pel "*International Study Group on Pancreatic Fistula*" (ISGPF). A més, es va classificar la FP en 3 graus (A,B,C) en funció de l' impacte en la clínica del pacient i l'actuació terapèutica necessària per tractar-la. On el Grau C és aquell que requereix reintervenció quirúrgica o presenta mortalitat associada[80].

El moment en que té més rellevància clínica la mesura diària del volum i amilasa del drenatge és a partir del 3er dia postoperatori i és quan ens permet detectar FP de manera precoç. Aproximadament, el 19% dels pacients se'ls diagnostica la FP un cop ja s'ha reiniciat la dieta oral i al 3% després de l'alta[81]. Hi ha grups que proposen la realització d'una TC de rutina al 7è dia en els pacients amb pàncrees tou per diagnosticar la FP oculta[48].

Taula 7. Classificació de la Fístula Pancreàtica ISGPF[80].

Criteri	No FP	Grau A	Grau B	Grau C
Amilasa del drenatge després del tercer dia	<3 vegades el normal d'amilasa en sèrum	>3 vegades el normal d'amilasa en sèrum	>3 vegades el normal d'amilasa en sèrum	>3 vegades el normal d'amilasa en sèrum
Condició clínica	Bé	Bé	Habitualment afectat	Dolenta
Ecografia/TC	Negativa	Negativa	Negativa	Positiva
Dèbit persistent (>3 setmanes)	No	No	Habitualment	Si
Signes de sepsis	No	No	No	Si
Reintervenció	No	No	No	Si
Mort relacionada amb FP	No	No	No	Si

La utilització profilàctica d'octeotride o d'altres anàlegs de la somatostatina per inhibir la secreció pancreàtica, i així disminuir el risc de FP i les complicacions derivades no és efectiva segons l'estudi de Yeo et al: perquè no disminueix la incidència de FP i augmenta els costos[82]. En canvi, un metanàlisi posterior que incloïa 1359 pacients intervinguts per patologia pancreàtica trobava una disminució estadísticament significativa de FP, sense reduir la mortalitat postoperatòria[83]. Revisions posteriors recomanen la utilització únicament en aquells casos amb pàncrees tou i Wirsung petit[84-85].

L'impacte d'una FP en el postoperatori d'una DPC es va estudiar per Veillette et al de l'Hospital General de Massachusets l'any 2008 en 581 pacients intervinguts de DPC amb reconstrucció tipus PJ: Varen trovar un 12'9% de FP. En el 38'7% el impacte va ser lleu. Els altres 46 pacients (61'3%) varen presentar un impacte greu amb: col·leccions intrabdominals (que varen requerir drenatge percutani o nutrició parenteral) o sagnats tardans. Cinc d'aquests pacients amb FP (6'7%) es van haver de reintervenir, davant el 2'2% en aquells pacients sense FP. L'estada hospitalària va passar de 8'7 dies de mitja pel grup sense FP a 23'6 dies de mitja pel grup FP, i superior a 35 dies en el grup de FP greu. La mortalitat global va ser de l'1'9% i del 9'3% en aquells pacients que van presentar FP[86].

El tractament de la FP està en permanent debat, amb uns grups que proposen tractament conservador, i d'altres que prefereixen la reintervenció precoç[87]. El tractament no quirúrgic varia segons el grau de FP. Segons la gravetat i troballes, inclouria dieta absoluta, nutrició parenteral, antibioticoteràpia, octeotride i drenatge percutani. Les opcions quirúrgiques són: drenatge de les col·leccions, reforç de l'anastomosis pancreàtico-digestiva, conversió a una altra tècnica de reconstrucció pancreàtico-digestiva, derivar el Wirsung cap a l'exterior (wirsungostomia) o realitzar una pancreatectomia total. La realització d'una pancreatectomia total es considera actualment com l'últim recurs terapèutic per aquells pacients amb mala evolució, que els drenatges són insuficients o quan hi ha necrosis pancreàtica; ja que condiciona una insuficiència exocrina i, sobretot, endocrina de molt difícil tractament[47-48].

La millor manera per prevenir les greus complicacions de la FP és realitzar-ne el drenatge perfecte de forma precoç. La utilització de drenatges profilàctics és una pràctica habitual en la cirurgia pancreàtica per la monitorització del volum i de l'amilasa. Tot i així, hi ha grups que defensen la no utilització dels mateixos perquè la seva utilització no disminuex la incidència de complicacions[88].

El **retard en el buidament gàstric** (RBG) també és una complicació amb diferents definicions i una variada incidència en la literatura. L' *"International Study Group on Pancreatic Surgery"* (ISGPS) la va definir com: "l'impossibilitat d'iniciar la dieta oral als 7 dies de la intervenció quirúrgica, que inclou la necessitat de sonda nasogàstrica perllongada". També es varen definir 3 graus de gravetat (A,B,C) en funció del seu impacte clínic i terapèutic[89].

Hi ha evidència d'una associació entre el RBG i les altres complicacions postoperatòries, fet que dificulta la quantificació dels elements que l'afavoreixen o en disminueixen la incidència[90]. Yeo et al va demostrar que la utilització profilàctica d'eritromicina endovenosa en el postoperatori de la DPC disminuïa en un 37% el RBG[91].

Taula 8. Classificació del retard del buidament gàstric del ISGPS[89].

Criteri	**Grau A**	**Grau B**	**Grau C**
Intolerància dieta sòlida en el postoperatori	7-13 dies	14-20 Dies	< 21 dies
Nutrició Parenteral	>3 dies o reintroducció	> 7 dies o reintroducció	> 14 dies o reintroducció
Condició clínica	Bé	Afectat	Malament
Comorbiditats	No	Probablement si	Probablement si
Tractament específic	Probablement si (proquinètics)	Si (proquinètics, probable reinserció sonda nasogàstrica)	Si (proquinètics i reinserció sonda nasogàstrica)
Necessitat Nutrició Parenteral	No	Si	Si
Necessitat proves complementàries	No	Probablement si	Si
Necessitat de reintervenció	No	No	Si (Comorbiditats associades)
Prolonga l'estada hospitalària	Probablement si	Si	Si
Endarrereix tractaments adjuvants	No	No	Si

Les **hemorràgies en el postoperatori** es classifiquen en precoces i tardanes. Les **hemorràgies precoces** són en les primeres 24 hores i es relacionen amb un problema en la tècnica quirúrgica de l'hemostàsia durant l'acte quirúrgic. Les **hemorràgies tardanes** són una complicació poc freqüent (incidència del 3'9%), però amb una elevada mortalitat (30'7%)[92-93]. Es veuen afavorides per la limfadenectomia i l'acurada dissecció-esqueletització vascular que es realitza, motiu pel que els vasos són més vulnerables a l'erosió química. Però la causa desencadenant quasi sempre, es una FP mal drenada, un abscés o una altra dehiscència anastomòtica. En el 32'5% dels casos hi ha un pseudoaneurisme relacionat amb el procés. El tractament de les hemorràgies tardanes ha canviat molt els darrers anys amb la introducció de l'angiografia i la radiologia intervencionista[94]. En el recent metanàlisis de Limongelli et al no es troben diferències significatives entre la reintervenció quirúrgica i la utilització de tècniques de radiologia intervencionista. La limitació principal d'aquestes tècniques és quan el sagnat és venós, difús o intermitent[93].

Taula 9. Classificació de les hemorràgies en el postoperatori, segons la ISGPS[92].

Criteri	Grau A	Grau B	Grau C
Condició clínica	Bé	Sovint bé-Afectat	Malament
Diagnòstic	Observació, analítica, ecografia	TC-Angiografia	TC-Angiografia
Tractament	No	Transfusió de líquids o hemoderivats, endoscòpia terapèutica	Angiografia intervencionista o relaparotomia

Totes aquestes complicacions i escales són molt útils en cada una d'elles, però hi havia la necessitat de realitzar una classificació que les englobés totes elles per l'impacte sobre el postoperatori. Els efectes adversos en el postoperatori de la cirurgia són difícils i imprecisos de mesurar. Actualment, amb la voluntat d'augmentar el rigor científic en el camp quirúrgic i així poder comparar els diferents treballs, s'han ideat diferents escales per mesurar la gravetat. La classificació més utilitzada actualment és la modificada de Dindo-Clavien[95]. Acceptada pels grups més importants de la cirurgia pancreàtica[96].

Taula 10. Gradació de les complicacions en cirurgia pancreàtica, modificada de Dindo-Clavien[95].

GRAU	DEFINICIÓ
I	Qualsevol desviació del curs postoperatori normal, sense necessitar tractament mèdic, quirúrgic, endoscòpic ni radiologia intervencionista. Tractaments terapèutics permesos són: fàrmacs antiemètics, antipirètics, analgèsics, diürètics, electròlits i fisioteràpia. També inclou la infecció de ferida desbridada al llit del pacient.
II	Necessitat de fàrmacs diferents als del Grau I. Inclou la transfusió sanguínia i la nutrició parenteral.
III	Necessitat de tractament quirúrgic, endoscòpic o radiologia intervencionista.
III A	Intervenció sense anestèsia general. Inclou el drenatge percutani de col·leccions.
III B	Intervenció sota anestèsia general.
IV	Complicacions que amenacen la vida del pacient i que requereixin ingrés a cures intermèdies/unitat de cures intensives. Inclou complicacions del sistema nerviós central.
IV A	Disfunció d' un òrgan. Inclou diàlisis.
IV B	Disfunció multi orgànica.
V	Mort del pacient

Molts dels treballs previs queden invalidats o són impossibles de comparar al utilitzar definicions molts dispars, per això utilitzaré com a guia el document de DeOliveira et al: que presenta una taxa de complicacions postoperatòries del 58'5% en 663 pacients. La complicació més freqüent va ser la infecció de ferida (17%), seguida pel RBG (12'7%) i la FP (9%). Aquestes complicacions tenien un impacte en l'estada hospitalària: d'una mediana de 6 dies (rang 5-9) en aquells pacients sense FP, a una estada mediana de 19 dies (rang 10-40 dies) pels pacients amb FP ($p<0.001$) [96].

Taula 11. Incidència de complicacions segons el Treball DeOliveira et al, seguint la Classificació de Dindo-Clavien[96].

Grau de Clavien	Freqüència
I	10%
II	30%
III A	10'5%
III B	3%
IV A	2.5
IV B	0'5%
V	2%

Altres estudis recents situen la incidència de la FP entre el 5 i el 30%. Però segons Callery et al, si es diagnostiqués correctament la incidència de FP, aquesta seria del 30%[26]. D'aquests el 50% presentarien un grau A de FP i es tractaria de fístules silents. Les FP grau B i C són les que es relacionen amb un augment de l'estada hospitalària, majors taxes de morbi-mortalitat i un increment important dels costos hospitalaris[97].

2.6. FACTORS RELACIONATS AMB LA INCIDÈNCIA DE FÍSTULES PANCREÀTIQUES I COMPLICACIONS EN EL POSTOPERATORI:

Actualment hi ha una sèrie de factors de risc reconeguts per presentar FP, independentment del tipus de reconstrucció. El més important és un parènquima pancreàtic tou. L'estudi de Lin et al publicat l'any 2004 demostrava la relació entre la consistència del parènquima pancreàtic en una sèrie retrospectiva de 1891 pacients intervinguts de DPC. El grup de pàncrees tou s'associava a un 22'6% de FP vs. 0% en el grup de pàncrees dur; i aquesta no presentava diferències en funció de la tècnica reconstructiva. Tampoc es varen trobar diferències en la mortalitat als 30 dies en funció de si presentaven FP o no (1'5% grup amb FP vs. 1'4% grup sense FP)[97]. Els pacients que presenten FP solen presentar un pàncrees amb alt contingut en greix, menys fibrosis pancreàtica i menys densitat de vasos sanguinis[97-98].

Un conducte pancreàtic petit i no dilatat, definit com un diàmetre inferior a 3 mm) es relaciona amb un major risc de presentar FP; i això també té relació amb el diagnòstic[99-100].

La localització extra-pancreàtica de la lesió es relaciona amb un augment de la incidència de complicacions i FP. Els pacients amb càncer de pàncrees solen presentar un conducte de Wirsung dilatat, amb fibrosi parenquimatosa per l'obstrucció crònica del Wirsung, que permet una anastomosi més còmoda, segura i amb una menor incidència de FP[13,97,100].

Els factors de risc per presentar FP relacionats amb les característiques dels pacients són: edat major de 75 anys, vasculopatia, disminució del clearance de creatinina, sexe masculí i icterícia. La duració de la icterícia presenta més relació amb la incidència de la FP que els valors elevats de bilirubina en sang[7,13,101-103].

El factor de risc intraoperatori per presentar FP és el sagnat intraoperatori elevat. S'accepta com una pèrdua superior a 1500 ml[100].

La realització de la intervenció en centres d'alt volum ($\geq$ 15-25 casos/any) es relaciona amb una disminució de les complicacions i un augment de la supervivència[13,16-18].

2.7. LA DUODENOPANCREATECTOMIA CEFÀLICA A GIRONA:

L'Hospital "Dr Josep Trueta" de Girona ha experimentat un canvi molt important en la última dècada. Això s'ha produït per la creació d'una unitat de cirurgia hepato-bilio-pancreàtica especialitzada, en constant creixement, i per una política sanitària dirigida a convertir-lo en centre de referència en aquesta patologia per la regió sanitària de la província de Girona.

En el període del gener del 2000 i el març del 2005 es varen intervenir 18 pacients, és a dir: 3 per any. Entre l'abril del 2005 i el juny del 2007 es van realitzar 38 DPC, per tant: 19 per any . A més d'augmentar el número d'intervencions, també es va introduir una variant tècnica: la dissecció inicial de l'artèria mesentèrica superior, la reconstrucció pancreàtica amb l'estómac i la gastroenterostomia antecòlica. La mortalitat perioperatòria va ser del 5% en els dos períodes, però es va produir un descens de la morbiditat del 94% al 50% (p=0'01). No va haver-hi cap FP en el 1er període i 3(12%) en el segon. Aquesta diferència, no significativa estadísticament (p=0'31), és probablement deguda a una infraestimació en el primer període i al baix volum. La taxa de recidiva tumoral va ser igual en els dos períodes, malgrat que el segon grup havia rebut de forma majoritària quimioteràpia i radioteràpia adjuvant[37].

3. HIPÒTESIS

- Que la pancreaticogastrostomia es una anastomosi segura i que presenta una menor incidència de complicacions greus (superior o igual a IIIA de la Classificació modificada de Dindo-Clavien[95]) que la pancreaticojejunostomia en la reconstrucció post duodenopancreatectomia cefàlica.

- Que la realització d'una pancreaticogastrostomia en la reconstrucció de la duodenopancreatectomia cefàlica presenta una incidència menor de fístula pancreàtica que la pancreaticojejunostomia.

- Que la pancreatogastrostomia, a mig termini, presenta una funció endocrina i exocrina millor que la pancreatojejunostomia.

4. OBJECTIUS

OBJECTIUS

1) Estudiar de manera prospectiva a tots els pacients que s'intervinguin de duodenopancreatectomia cefàlica en els centres que formen part de l'estudi. Es distribuirà aleatòriament els pacients en el moment de l'acte quirúrgic en dos grups, prèviament estratificats segons diagnòstic preoperatori.

2) Estudiar en els dos grups, la incidència de complicacions de gravetat superior o igual al grup III A de la classificació de Dindo-Clavien[95]. I el nombre de reintervencions quirúrgiques necessàries en cada grup.

3) Analitzar la incidència de complicacions especifiques de la duodenopancreatectomia cefàlica en els dos grups: fístules pancreàtiques, retard en el buidament gàstric, complicacions hemorràgiques, sèptiques i altres. Aquest objectiu està relacionat amb la disminució de la incidència de fístula pancreàtica en el postoperatori, perquè es correlaciona amb una disminució de la morbiditat i mortalitat associada.

4) Identificar els factors predictors per la presentació de complicacions greus en el postoperatori.

5) Identificar els factors predictors per la presentació de fístula pancreàtica en el postoperatori.

6) Avaluar la funció pancreàtica exocrina i endocrina als 3 mesos.

OBJECTIUS

5. MATERIAL I MÈTODE

5.1. TIPUS D' ESTUDI

S'han estudiat de manera prospectiva a tots els pacients que s'han intervingut de DPC en els centres que formen part de l'estudi. S'han distribuit als pacients de manera aleatòria en el moment de l'acte quirúrgic en dos grups (PG i PJ), prèviament estratificats segons diagnòstic preoperatori (càncer de pàncrees i altres) i Centre. S'ha realitzat seguiment de l'evolució postoperatòria, la incidència de les diferents morbiditats associades i la funció endocrina i exocrina als 3 mesos.

5.2. CRITERIS D' INCLUSIÓ

- Pacients consecutius que s'hagin d'intervenir de DPC a les Unitats de Cirurgia Hepato-Bilio-Pancreàtica a l'Hospital Clínic de València i l'Hospital Universitari "Dr. Josep Trueta" de Girona, coordinat per l'Hospital Universitari "Dr. Josep Trueta" de Girona.
- Adults majors de 18 i menors de 80 anys.
- Classificació de la "American Society of Anestesiology" (ASA) I-III.
- Consentiment informat per participar en l'estudi.
- Que el tumor sigui ressecat macroscòpicament R0 o R1.
- Absència de complicacions greus durant la fase d'extirpació del tumor.

5.3. CRITERIS D' EXCLUSIÓ

- Pacients que en el moment de la cirurgia es descobreixi que no són resecables.
- Resecció associada d'altres òrgans, exclosa la vena mesentèrica superior i l'artèria hepàtica.
- Risc Anestèsic ASA 4 segons la ASA.
- DPC per pancreatitis crònica calcificant.
- DPC pal·liativa, deixant tumor macroscòpic (R2).
- Icterícia obstructiva amb bilirubina preoperatòria > 300μmol o 20 mg/L.

5.4. MIDA DE LA MOSTRA

El número de pacients necessaris per realitzar l'estudi s'ha calculat a partir dels resultats d'estudis previs. Acceptant un risc alfa de 0'05 i un risc beta de 0'20 en un contrast bilateral, es necessiten 61 subjectes en el primer grup i 61 en el segon per detectar com una diferència estadísticament significativa, una diferència igual o superior al -0'25 entre els dos grups en les complicacions greus (Major o igual a IIIA de la Classificació modificada de Dindo-Clavien). S'assumeix una proporció del 0'55 en un grup i de 0'3 en l'altre. S'ha estimat una taxa de pèrdues en el seguiment del 0'01. S'ha utilitzat l'aproximació de l'ARCSINUS.

5.5. CONSENTIMENT INFORMAT DEL PACIENT PER PARTICIPAR A L'ESTUDI

- Segons els models annexes 9.1.1, 9.1.2 i 9.1.3.

5.6. ALEATORITZACIÓ

Els pacients varen estar aleatoritzats en 2 grups segons la tècnica de reconstrucció (PJ o PG) mitjançant el sistema dels sobres tancats numerats de color fosc. El cirurgià va conèixer la tècnica per la reconstrucció un cop es va finalitzar la resecció, moment en el que s'obria el sobre. A partir d'aquest instant el pacient va constar en l'estudi com aleatoritzat, independentment de que no es pogués fer la reconstrucció, es canviés la tècnica o qualsevol altra circumstància. En cap cas es va tornar a tancar el sobre ni es va utilitzar per un altre malalt.

La distribució dels protocols dintre els sobres es va fer segons una llista de números aleatoritzada generada per ordinador.

5.7. ESTRATIFICACIÓ

Com que la incidència de FP s'ha relacionat amb factors com: la consistència tova del pàncrees, el diàmetre petit del conducte de Wirsung i la esteatosi o degeneració grassa del pàncrees; els malalts varen estar estratificats perquè hi hagués la mateixa proporció d'aquestes variables en els dos grups. La quantificació preoperatòria dels factors abans mencionats és subjectiva i és difícil marcar un límit exacte entre pàncrees dur o tou, el Wirsung petit o ample i el diagnòstic d'esteatosi pancreàtica és histològic. Per aquest motiu la estratificació es va realitzar tenint en compte el diagnòstic, és a dir: càncer de pàncrees o tumors periampul·lars. El càncer de pàncrees acostuma a tenir el parènquima atrofiat i dur i un conducte de Wirsung ample, mentre que els tumors periampul·lars acostumen a tenir un pàncrees tou i un Wirsung no dilatat. Per aquest motiu es varen dividir en dos grups de sobres: un pels tumors de pàncrees i l'altre pels tumors periampul·lars amb la mateixa proporció de protocols del PG i PJ en els dos grups[13,100,103].

També es va fer una estratificació per Centre, de tal manera que no pogués haver-hi diferències en la utilització de les dues tècniques entre Centres.

5.8. DEFINICIÓ DE LES COMPLICACIONS:

- **Fístula pancreàtica**: S'ha adoptat la definició de la "*International Study Group on Pancreatic Fistula*" (ISGPF), que la defineix com qualsevol quantitat mesurable de líquid procedent d'un drenatge col·locat durant la operació o percutàniament, amb un contingut d'amilases superior a tres vegades el valor plasmàtic, després del tercer dia[80].

- **Col·lecció intraabdominal**: Col·lecció de més de 3 cm diagnosticada per TC o ecografia amb o sense clínica acompanyant.

- **Pancreatitis aguda**: Augment 3 vegades superior al valor normal d'amilasa o lipasa en sang després del 3er dia del postoperatori, confirmat per TC o per la clínica del pacient.

- **Fístula biliar**: Persistència de líquid biliar pel drenatge durant més de 3 dies amb bilirubina superior a la plasmàtica amb o sense confirmació per fistulografia.

- **Fístula gàstrica**: Persistència de fuga gàstrica per més de 3 dies, confirmat per test de blau de metilè, TC i/o troballes quirúrgiques.

- **Fístula entèrica**: Persistència de secreció entèrica durant més de 3 dies, confirmat per fistulografia , TC i/o troballes quirúrgiques.

- **Hemorràgia**: Necessitat de més de 3 unitats de concentrats d'hematies 24 hores després de l'operació.

- **Retard en el buidament gàstric**: Impossibilitat de iniciar la dieta oral als 7 dies de la intervenció quirúrgica, que inclou la necessitat de sonda nasogàstrica prolongada. Definició de la ISGPS[89].

- Per la quantificació de la gravetat de les complicacions s'utilitzarà la ***Classificació modificada de Dindo-Clavien***[95].

Totes aquestes complicacions seran estratificades segons les taules 5, 6 i 7.

5.9. DESCRIPCIÓ DE LA TÈCNICA QUIRÚRGICA:

Posició del pacient: en decúbit supí amb el braç esquerra en creu.

Incisió: transversal subcostal bilateral.

Exploració i avaluació inicial: valoració de la possibilitat tècnica i la utilitat de la ressecció.

Es va realitzar la pancreaticoduodenectomia seguint la tècnica clàssica, que inclou una gastrectomia distal, o amb la modificació de preservació pilòrica segons la preferència del cirurgià i de la patologia a tractar.

No es va fer una limfadenectomia massa extensa o limfadenectomia D2 [39-42].

5.9.1. Pancreaticogastrostomia seguint la tècnica descrita per Delcore et al [104]:

Un cop la DPC és finalitzada, cal mobilitzar el romanent pancreàtic uns 4 a 5 cm. Es col·loquen dos punts de tracció, un en el marge superior i l'altre en el marge inferior del pàncrees. Es realitzen dues línies de sutures manuals. Primer es fa la sutura entre la capa sero-muscular gàstrica posterior i la càpsula pancreàtrica anterior amb punts separats de fil reabsorbible (4/0) de 6 a 10 punts. Es realitza una una gastrotomia posterior dos cm per sobre la sutura, que és important que sigui una mica més estreta que les dimensions de la glàndula pancreàtica, perquè és per on passarà el munyó pancreàtic, fins introduirla 3-4 cm a l'interior de la cavitat gàstrica. Es realitza una altra gastrotomia longitudinal a la cara anterior (únicament necessària en els casos amb preservació pilòrica). Des de l'interior de la cavitat gàstrica, es realitza una segona corona unint la mucosa gàstrica amb el parènquima pancreàtic amb dues sutures contínues, de fil reabsorbible (3/0 ó 4/0). Finalment es confecciona una altra corona de sutures amb punts separats entre la cara posterior de la càpsula pancreàtica i la capa seromuscular gàstrica. Finalment la gastrotomia anterior és tancada amb una sutura contínua irreabsorbible (3/0). Després es realitza l'anastomosis hepàtico-jejunal i gastro-jejunal de forma antecòlica. Es col·loca un drenatge d'aspiració peripancreàtic, a la regió retrogàstrica que surti pel costat esquerre del pacient; i/o un altre drenatge en la proximitat de l'anastomosis hepatico-jejunal, que surti pel costat dret del pacient.

Dibuix 2. Pancreaticogastrostomia.

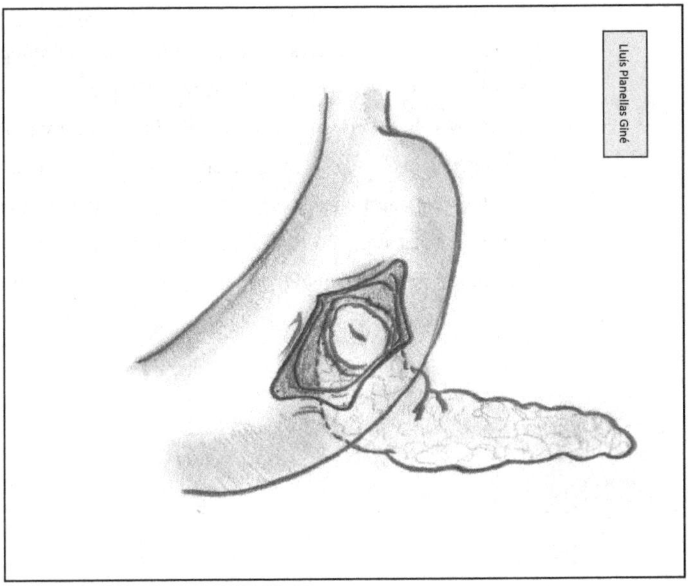

5.9.2. Pancreaticojejunostomia ducto-mucosa termino-lateral: Cal mobilitzar el romanent pancreàtic uns 2-3 cm. S'introdueix la nansa jejunal per l'orifici del mesocólon i es realitzen dues línies de sutures manuals. Primer es fa la sutura amb punts separats entre la capa sero-muscular jejunal i la càpsula pancreàtica posterior de fil reabsorbible (4/0) de 6 a 10 punts. Després es realitza una petita obertura longitudinal anterior del jejú, que és important que sigui del mateix diàmetre que les dimensions del Wirsung. A continuació es realitza una anastomosi amb punts separats unint tota la paret de la jejunotomia amb el Wirsung pancreàtic amb 4-8 punts de fil reabsorbible (5/0). Posteriorment es realitza una altra sutura entre la capa sero-muscular jejunal i la càpsula pancreàtica anterior amb punts interromputs de fil reabsorbible (4/0) de 6 a 10 punts. Després es confecciona l'anastomosis hepàtico-jejunal i gastro-jejunal, aquesta darrera de forma antecòlica. Es col·loca un drenatge d'aspiració localitzat a la proximitat de l'anastomosis pancreatico-jejunal, que surti pel costat esquerre del pacient; i/o un altre drenatge en la proximitat de l'anastomosis hepatico-jejunal, que surti pel costat dret del pacient.

Dibuix 3. Pancreaticojejunostomia.

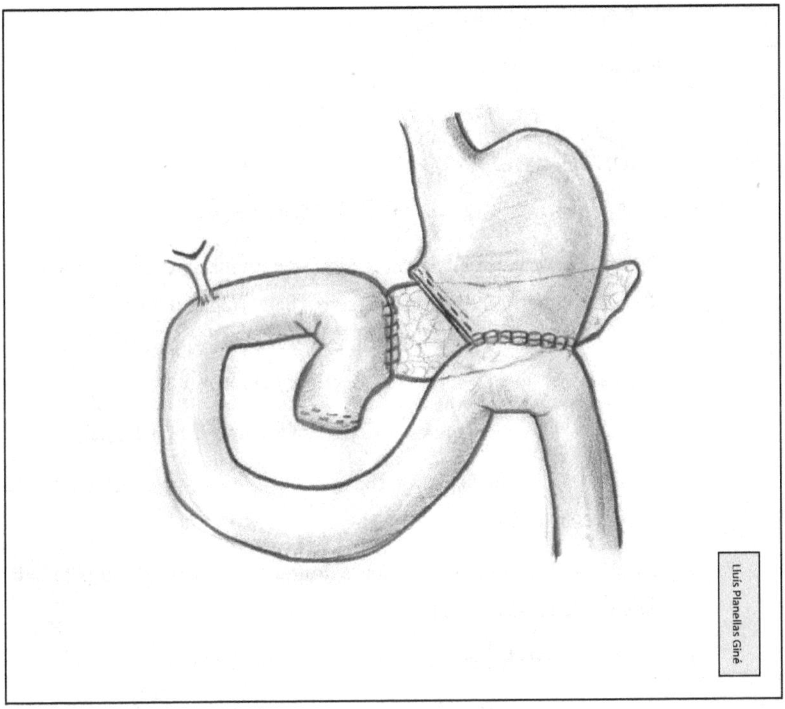

5.10. ESTUDI PREOPERATORI

- Drenatge biliar per CPRE si bilirubina > 300μmol o 20 mg/L.
- Perfil hepàtic, hemograma i coagulació no anterior a 72 hores.
- TC helicoïdal amb multidetectors descartant metàstasis hepàtiques i/o ganglionars llunyanes.
- Hemoglobina glicada.
- Marcadors tumorals (CEA i CA 19.9).

5.11. CONTROL POSTOPERATORI

- Drenatge pancreàtic: Es varen realitzar determinacions diàries d'amilases. Recollint la quantitat i l'aspecte (serós, hemorràgic, o biliós). Després del tercer dia, si les amilases o la bilirubina del drenatge eren inferiors a 3 vegades els valors plasmàtics es va retirar el drenatge.
- Es mesurà diàriament el pes, si el pacient tolerava la bipedestació.
- Hemograma, perfil hepàtic i coagulació els dies 1er, 2on, 3er, 5è, 7è i després setmanalment.
- Estudi histopatològic de la peça quirúrgica estàndard per la patologia, i estudi de la presència de greix en el pàncrees.
- Estadificació de la malaltia segons la classificació TNM.
- Seguiment als 3 mesos de la intervenció amb recollida de l'estat general del pacient, una analítica amb hemograma, perfil hepàtic, coagulació i marcadors tumorals, hemoglobina glicada i el test de quantificació de Elastasses en femta.

5.12. FULLS DE RECOLLIDA I SEGUIMENT

- Full de recollida de dades (Annexa 9.2.).
- Taula de seguiment (Annexa 9.3.).

5.13. ANÀLISIS ESTADÍSTIC DE LES DADES

Els resultats s'han analitzat mitjançant el programa estadístic SPSS ® v20.0 per Windows (*Statistical Product and Service Solutions*; Chicago, Illinois, Estats Units).

Al analitzar les dades: les variables contínues s'expressen com a mitjana i desviació estàndard, o mediana i rang interquartíl (Rang IQ: percentil 25 i 75) si no presenten una distribució normal. Les variables qualitatives com a números absoluts i percentatges. Les comparacions entre grups per a variables quantitatives amb distribució normal s'ha utilitzat el Test de la "T" d'Student i per a variables amb distribució no normal, els Tests no paramètrics (U-Mann Whitney o Kruskall-Wallis). Per a les variables qualitatives s'ha utilitzat l'anàlisi del "Chi" Quadrat de Pearson o el Test Exacte de Fisher.

En els dos casos, la significació estadística, sempre bilateral, s'expressa amb una $p \leq 0'05$. L'analisi dels resultats és va fer per intenció de tractament.

Els anàlisis multivariants per a determinar els factors de risc i excloure els factors de confusió de presentació de FP i de presentació de complicacions greus s'han efectuat mitjançant el model de regressió logística. S'han inclòs aquells valors que amb criteri clínic presentaven una significació estadística en l'estudi bilateral amb una $p < 0'1$. També s'han inclòs aquelles variables que com a investigadors consideràvem d'alta rellevància clínica. Les possibles variables de confusió varen ser testades i eliminades del model quan la seva exclusió no disminuïa la credibilitat del model ni modificava el coeficient de la resta de variables en més d'un 15%. Per valorar la bondat d'ajust s'ha utilitzat el test de Hosmer-Lemeshow.

5.14. MITJANS NECESSARIS PER LA REALITZACIÓ DEL PROJECTE

Les tècniques de reconstrucció pancreàtica de l'estudi són àmpliament acceptades en la literatura mundial i són les que s'utilitzen en la pràctica actual en els nostres centres. Per tant, no suposen costos, proves ni personal addicional tant en la intervenció com en el seguiment. I les proves complementàries que s'han realitzat en el seguiment també formen part de la rutina en els nostres centres.

Per les despeses derivades de l'estudi necessàries per a la coordinació entre els diferents centres participants, per la recollida de dades i el seu posterior anàlisis es va sol·licitar una beca FIS el 21 d'abril del 2008 (Número d'expedient PI08621) mitjançant la Fundació Privada Institut d'Investigació Biomèdica de Girona, que va ser concedida.

5.15. COMITÈ ÈTIC

L'estudi es va presentar al Comitè Ètic de l'Hospital "Dr Josep Trueta" de Girona. Es va sotmetre a valoració el dia 1 de febrer del 2008. Va estar aprovat el dia 20 d'octubre del 2008, després d'haver realitzat les modificacions recomanades.

L'estudi es va registrar al Current Controlled Trials ISRCTN58328599 assignat al PGvsPJ trial (application 22991), i el treball està basat en la declaració CONSORT[105].

5.16. CONFLICTES D'INTERÈS

Cap dels participants en l'estudi té cap càrrec o relació empresarial que pugui alterar els resultats de l'estudi i resultar en perjudici o benefici d'una de les dues possibles reconstruccions de la DPC.

5.17. FASES DEL PROJECTE

27 de desembre del 2007: Reunió a l'Hospital Universitari de Bellvitge entre els metges responsables de la Unitat de Cirurgia Pancreàtica de l'Hospital de Bellvitge i l'Hospital "Dr Josep Trueta"Girona per confeccionar el protocol de l'estudi.

Gener 2008: Es va presentar l'estudi a 12 hospitals espanyols amb unitat de cirurgia hepato-bilio-pancreàtica. Se'ls hi va donar un CD que contenia una breu introducció amb l'objectiu de l'estudi, 8 dels articles més rellevants i un vídeo de la reconstrucció tipus PG realitzada pel Dr. Daniel Jaeck de l'Hospital d'Estrasburg, presentada en el 7è congrés de la Associació Europea de Cirurgia Hepato-Bilio-Pancreàtica que es va celebrar del 6 al 9 de juny del 2007 a Verona.

1 de febrer del 2008: Valoració de l'estudi pel Comitè Ètic de l'Hospital "Dr Josep Trueta" de Girona.

22 de febrer del 2008: Cirurgia del primer pacient inclòs a la base de dades. Finalment no va ser aleatoritzat per les troballes intraoperatòries.

25 de febrer del 2008: Cirurgia del primer pacient aleatoritzat i vàlid de l'Hospital "Dr Josep Trueta" de Girona.

21 d'abril del 2008: Enviament de la sol·licitud de beca FIS (Número d'expedient PI08621) .

3 de juny del 2008: Introducció del primer pacient a l'estudi de l'Hospital Clínic de València.

16 d'agost del 2012: Introducció del darrer pacient a l'estudi de l'Hospital Clínic de València.

30 d'agost del 2012: Introducció del darrer pacient a l'estudi de l'Hospital "Dr. Josep Trueta" de Girona.

6. RESULTATS

RESULTATS

6.1. ANÀLISIS DESCRIPTIU DE LA SÈRIE

Des del febrer del 2008 fins l'agost del 2012 s'han intervingut 130 pacients de forma consecutiva per patologia periampul·lar en que la tècnica quirúrgica preoperatòria escollida era la DPC a l'Hospital "Dr. Josep Trueta" de Girona i a l'Hospital Clínic de València. Tots els pacients s'havien estudiat de forma preoperatòria per un equip multidisciplinar (format per digestòlegs, oncòlegs, cirurgians, radiòlegs i anestesiòlegs). Tots els pacients varen ser informats i varen firmar el consentiment per la realització de la cirurgia i per a la participació en l'estudi. Cap pacient va rebutjar formar part del treball.

Es varen excloure del treball a 7 pacients avaluats, per les troballes intraoperatòries sense ser aleatoritzat cap d'ells i completant la intervenció en només 1 dels pacients exclosos. La taxa de resecabilitat va ser del 95% (124/130). En 5 pacients les causes intraoperatòries varen ser de malaltia irresecable: Dos pacients varen presentar afectació d'estructures vasculars no detectades preoperatòriament i que no permetien una resecció curativa, un pacient afectació dels ganglis interaortocava, un pacient amb metàstasis hepàtiques no detectades en la TC preoperatòria i un altre pacient amb carcinomatosi. Un pacient va presentar un infart agut de miocardi en la inducció anestèsica, que va obligar a suspendre la intervenció i es va contraindicar la seva reprogramació. El darrer pacient exclòs del treball, sense aleatoritzar-lo, es tracta d'un pacient amb afectació tumoral de l'artèria hepàtica en tota la seva circumferència. Es va reconstruir el segment arterial amb material protèsic i es va completar la intervenció, però es va decidir no aleatoritzar-lo. Aquest pacient va realitzar un postoperatori satisfactori sense morbiditat i una estada hospitalària de 10 dies.

Del total de 123 pacients aleatoritzats, en 58 pacients se'ls hi va realitzar una reconstrucció del romanent pancreàtic tipus PJ (47%) i en 65 tipus PG (53%). Per Hospitals, el Dr. Josep Trueta de Girona va aportar 82 pacients (67%) i l'Hospital Clínic de València 41 (33%). A l'Hospital Dr. Josep Trueta es varen realitzar 40 PJ i

42 PG; i a l'Hospital Clínic de València 18 PJ i 23 PG, sense ser diferències estadísticament significatives (p=0'613).

En 4 pacients, el cirurgià per motius tècnics locals va decidir realitzar la reconstrucció contrària als resultats de l'aleatorització. Però s'ha realitzat un anàlisi per intenció de tractament.

En 2 pacients per aleatorització s'havia de realitzar una PJ, però el cirurgià va decidir realitzar una PG. En els 2 casos va ser per troballa intraoperatòria d'un Wirsung petit (2'5 i 1 mm, respectivament) tècnicament molt difícil d'anastomosar amb un pàncrees tou. Un d'ells va presentar un grau de complicació de Clavien tipus I per un RBG tipus A; i en l'altre va presentar un grau de complicació de Clavien tipus III B, per reintervenció per sagnat del romanent pancreàtic.

En els 2 casos en que per aleatorització s'havia de realitzar una PG, però el cirurgià va decidir realitzar una PJ: la decisió va venir condicionada per un estómac congestiu, degut a lligadura de la vena esplènica, amb important tendència al sagnat (pèrdues intraoperatòries: 3440 i 645 ml, respectivament) que va contraindicar la gastrotomia, modificant la tècnica d'anastomosi pancreàtica. (Figura 1). El pacient amb menor sagnat no va presentar cap complicació amb una estada de 9 dies. El pacient amb majors pèrdues intraoperatòries va presentar una estada de 30 dies i un grau de complicació de Clavien de II, per RBG tipus A i rectorràgies autolimitades que varen requerir de transfusió de 3 concentrats d'hematies en el postoperatori.

La decisió de canviar el procediment assignat es va basar en la decisió del cirurgià pel suposat benefici del pacient.

Figura 1. Diagrama de fluxe. Esquema CONSORT[105].

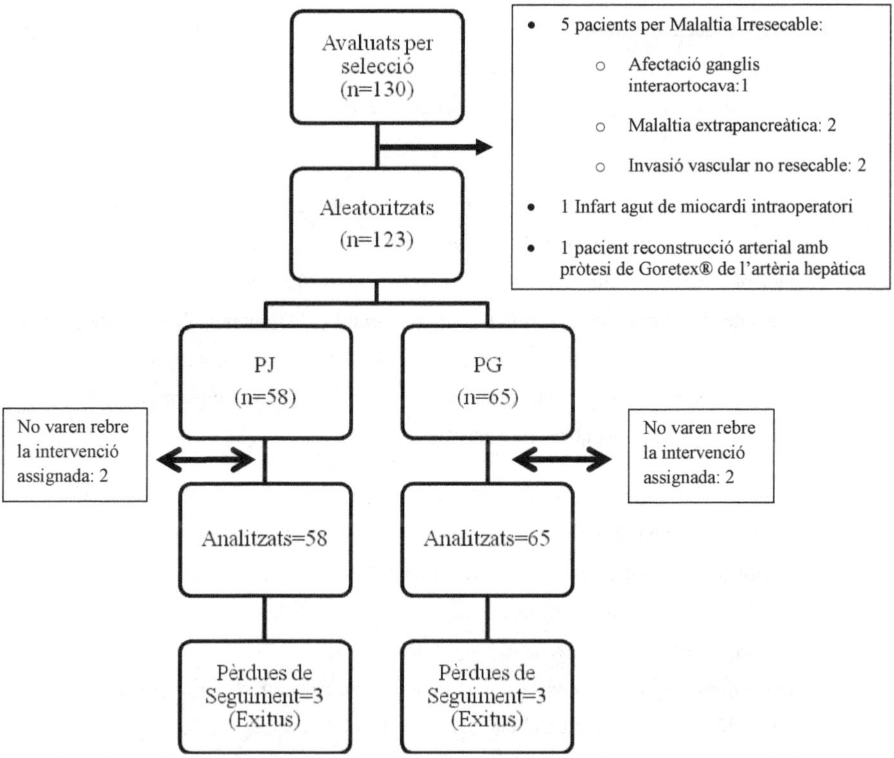

Del total de 123 pacients estudiats, va haver-hi 81 homes (66%) i 42 dones (34%), amb una mediana d'edat de 66 anys (rang: 35 - 80 anys). La mitjana de l'Índex de Massa Corporal (IMC) va ser de 25'44 ± 3'69 Kg/m^2 i 31 pacients eren diabètics (25%). Per classificació segons el risc anestèsic preoperatori: Quatre pacients eren ASA I (3%), ASA de II en 45 pacients (37%) i ASA III en 74 (60%). En l'avaluació diagnòstica preoperatòria, a 55 pacients (45%) se'ls va estratificar en el grup de càncer de pàncrees i a 68 (55%) dins del grup de tumors periampul·lars. Sense diferencies significatives entre grups. (Taula 12).

En l'estudi histo-patològic, el diagnòstic més freqüent ha estat l'Adenocarcinoma ductal de pàncrees en 56 pacients (46%); seguit del Colangiocarcinoma distal en 11 pacients (9%). Dins el grup etiquetat com altres (12 pacients, 10%), s'inclouen un grup de patologies poc freqüents com a causa de DPC: Pancreatitis crònica, Pancreatitis limfoplasmocitària autoimmune, Quist broncogènic intrapancreàtic, Colangitis crònica, invasió duodenal d'Adenocarcinoma de cólon i Pancreatitis crònica amb metaplàsia escamosa focal. No es varen observar diferències significatives diagnòstiques entre els grups. (Taula 13).

En 59 pacients (48%) hi va haver manipulació de la via biliar preoperatòria per la realització d'una CPRE, amb col·locació o no de pròtesi autoexpandible. Quatre pacients varen presentar una colangitis preoperatòria (4/59, 7%). L'interval entre la CPRE i la intervenció quirúrgica va ser de 40'6 ± 45 dies. Hi ha una gran dispersió entre aquells pacients diagnosticats i tractats en el propi centre, i entre aquells que venien d'altres hospitals com a centre de referència o per una segona valoració mèdica. La bilirrubina prèvia a la CPRE va ser 12'6 ± 6 mg/dl i la bilirrubina preoperatòria en el subgrup de pacients drenats va ser de 4 ± 3'8 mg/dl, enfront a bilirrubina preoperatòria de 7'1 ± 7'2 mg/dl en els pacients sense manipulació de la via biliar. La mediana de bilirrubina preoperatòria de tots els pacients va ser de 3'20 amb un Rang IQ de 8'20. En els 59 pacients amb drenatge preoperatori es va realitzar tractament antibiòtic postoperatori. En els pacients amb manipulació de la via biliar preoperatòria no varem trobar una major taxa de complicacions greus en comparació amb els pacients sense manipulació de la via biliar (32'2% de compliacions greus en pacients amb manipulació de la via biliar preoperatòria vs. 46'8% de complicacions greus en pacients sense manipulació de la via biliar, p=0'097). (Taula 12).

6.2. ANÀLISIS DELS RESULTATS DE LA RECONSTRUCCIÓ PANCREÀTICA SEGONS INTENCIÓ DE TRACTAMENT

6.2.1. VARIABLES PREOPERATÒRIES

Per tal de confirmar que la mostra eren dos grups homogenis, i així avaluar els resultats de la reconstrucció pancreàtica, s'han analitzat les dades demogràfiques (Taula 12). No s'han observat diferències entre el grup PG i el grup PJ en cap de les dades analitzades. És important destacar que l'estratificació preoperatòria ens ha permès obtenir dos grups homogenis sense diferències entre centres, la consistència del pàncrees, diàmetre del wirsung, diàmetre tumoral, localització de les lesions ni en la manipulació preoperatòria de la via biliar.

Taula 12. Característiques preoperatòries per intenció de tractament segons grup de reconstrucció.

CARACTERÍSTIQUES PREOPERATÒRIES	PJ n=58 (47%)		PG n=65 (53%)		p
Edat (anys)					
Mediana (Rang IQ)	65'50	(10'00)	67'00	(13'00)	0'320
Sexe n (%)					
Home	37	(63'8)	44	(67'7)	0'649
Dona	21	(36'2)	21	(32'3)	
IMC (Kg/m^2)					
Mitja ± DS	25'42	± 3'96	25'46	± 3'47	0'964
ASA n (%)					
I	0	(0'0)	4	(6'2)	0'198
II	21	(36'2)	24	(36'9)	
III	37	(63'8)	37	(56'9)	
CEA ng/Ml					
Mediana (Rang IQ)	3'35	(3'58)	2'70	(2'50)	0'362
CA 19.9 UI/Dl					
Mediana (Rang IQ)	84'00	(16- 304)	92'87	(18- 263)	0'993
Bilirrubina preIQ					
Mediana (Rang IQ)	3'15	(9'70)	3'20	(8'10)	0'661
Manipulació via biliar preIQ					
Si n (%)	28	(48'3)	31	(47'7)	0'948
No n (%)	30	(51'7)	34	(52'3)	
Consistència pàncrees n (%)					
Tou	33	(56'9)	34	(54%)	0'610
Dur	25	(43'1)	31	(46%)	
Diàmetre del Wirsung (mm)					
Mediana (Rang IQ)	4	(3)	4	(2)	0'240

6.2.2. ESTUDI HISTOLÒGIC

Taula 13. Estudi Histo-patològic per intenció de tractament segons grup de reconstrucció.

TIPUS DE LESIÓ	PJ (n=58)		PG (n=65)		P
Histología n (%)					
Adenocarcinoma ductal de pàncrees	26	(44'8)	30	(46'2)	0'225
Adenocarcinoma intestinal	10	(17'2)	6	(9'2)	
Colangiocarcinoma distal	3	(5'2)	8	(12'3)	
Ampul·loma	3	(5'2)	6	(9'2)	
Adenocarcinoma papil.lar	4	(6'9)	2	(3'1)	
Tumor Neuro-endocrí	2	(3'4)	3	(4'6)	
Cistoadenoma	2	(3'4)	2	(3'1)	
Adenocarcinoma indiferenciat	2	(3'4)	0	(0'0)	
Tumor papil.lar mucinós intraductal	1	(1'7)	0	(0'0)	
Adenocarcinoma acinar de pàncrees	1	(1'7)	0	(0'0)	
Altres	4	(6'9)	8	(12'3)	
Per localització i tipus de lesió n (%)					
Neoplàsies de cap Pàncrees	29	(50'0)	33	(51'6)	0'621
Duodè	10	(17'2)	6	(9'4)	
Ampul·lars	7	(12'1)	8	(12'5)	
T. Quístics Pancreàtics	3	(5'2)	2	(3'1)	
Colangiocarcinoma distal	3	(5'2)	8	(12'5)	
Altres	6	(10'3)	8	(12'3)	
Diàmetre tumoral (cm)					
Mediana (Rang IQ)	3.00	(1'45)	2.95	(1'78)	0'493

6.2.3. RESULTATS INTRAOPERATORIS

La durada mediana de la intervenció va ser de 317’50 minuts amb un Rang IQ de 110 minuts, sense diferències entre els dos grups. La mediana de pèrdues intraoperatòries va ser de 637’5 mil·lilitres (ml) amb un RiQ de 813’25 ml, sense diferències estadísticament significatives entre les dues tècniques.

En 33 pacients (27%) es va haver de realitzar algun tipus de reconstrucció arterio-venosa durant la DPC per afectació tumoral o complicació intraoperatòria, sense observar diferències entre els grups PG i PJ, ni una major incidència de complicacions greus. En 28 pacients es va haver de realitzar una reconstrucció venosa: 6 reseccions parcials amb anastomosi primària (5%), 16 reseccions completes amb anastomosis primària (13%) i 6 reseccions completes i reconstrucció amb empelt venós autòleg (5%). En 5 pacients (4%) es va realitzar una resecció completa d’un segment arterial amb reconstrucció primària, sense incloure el pacient abans esmentat amb resecció completa i reconstrucció amb injert de Goretex®.

Taula 14. Estudi de les Característiques intraoperatòries per intenció de tractament segons el grup de reconstrucció.

CARACTERÍSTIQUES INTRAOPERATÒRIES	PJ (n=58)	PG (n=65)	P
Duració intervenció (minuts)			
Mediana (Rang IQ)	305 (280-390)	330 (280-380)	0'943
Pèrdues intraoperatòries (ml)			
Mediana (Rang IQ)	601 (300-1000)	812 (300-1350)	0'060
Preservació pilòrica n (%)			
Si	28 (48'3)	30 (46'2)	0'814
No	30 (51'7)	35 (53'8)	
Gastroenteroanastomosis antecòlica n (%)			
Si	57 (98'3)	61 (93'8)	0'369
No	1 (1'7)	4 (6'2)	
Resecció Venosa n (%)			
No	47 (81'0)	48 (73'8)	0'343
Si	11 (19'0)	17 (26'2)	
Resecció Arterial n (%)			
No	56 (96'6)	62 (95'4)	1'000
Si	2 (3'4)	3 (4'6)	

6.2.4. RESULTATS POSTOPERATORIS SEGONS INTENCIÓ DE TRACTAMENT.

L'estada hospitalària mediana va ser de 15 amb un Rang IQ de 12 dies, sense diferències entre els dos grups. La mediana d' inici de la ingesta sòlida va ser el 6^{è} dia amb un Rang IQ de 4 dies. En l'anàlisi de les complicacions i resultats postoperatoris per grups (PJ vs PG), no es varen observar diferències en la morbiditat general (64%) ni RBG (mitjana global de la sèrie del 27'6%). Tampoc es varen trobar diferències significatives en la gravetat del RBG, segons la classificació de la ISGPS. L'estada a la UCI i la mortalitat també varen ser similars en els dos grups. (Taules 15 i 16).

Trenta pacients (24'4%) varen presentar una FP, amb una incidència significativament menor en el grup PG (p=0'014). En l'anàlisi de la gravetat utilitzant la classificació de la ISGPF[80], en 4 casos (3'3%) es tractava d'una FP grau A, catorze pacients (11'4%) eren grau B i en 12 malalts grau C. El 30% de les FP del grup PG no varen tenir repercussió clínica. Per contra, el grup PJ presentava una major incidència de FP grau C i la diferència va ser estadísticament significativa (p=0'001). (Taules 15, 16 i 17).

Set malalts (5'7%) varen presentar fístula biliar i la incidència va ser més baixa en el grup PG, però no va arribar a la significació estadística (p=0'051). Quinze pacients (12'2%) varen presentar col·leccions intrabdominals postoperatòries, amb una menor incidència en el grup PG però sense diferències significatives (p=0'106).

Vint pacients (16'8%) varen tindre una hemorràgia postoperatòria, sense diferències significatives. Tampoc no es varen trobar diferències en la gravetat de l'hemorràgia postoperatòria segons la classificació del ISGPS[92]. No obstant, en el grup PG varen ser més freqüents l'hemorràgia precoç postoperatòria (7/13) i en el grup PJ les hemorràgies tardanes secundàries a FP (3/7). (Taules 15 i 17)

El drenatge intraabdominal es va retirar de mediana el 6e dia amb un Rang IQ de 6, la retirada va ser més precoç en el grup PG (p=0'023), probablement perquè varen presentar menys fístules i aquestes varen ser menys greus. Divuit pacients (14'6%) varen reingressar degut a complicacions, la taxa de reingressos va ser significativament mes baixa en el grup PG (p=0'005).

Vint-i-set malalts (22%) varen ser reintervinguts, sense diferències significatives entre els grups. Analitzant l'interval entre la cirurgia inicial i la primera reintervenció, la mediana del grup PG és al 3er dia i mig, en comparació al 6è dia en el grup PJ; sent aquestes diferències estadísticament significatives (p=0'041). (Taula17).

Les indicacions de reintervenció quirúrgica varen ser diferents entre grups. En el grup PJ van haver-hi 15 pacients en que es varen realitzar 18 reintervencions, ja que un dels pacients es va reoperar en 2 ocasions i un altre en 3. Les causes varen ser en 9 pacients per drenatge de FP grau C i/o hemorràgia tardana (50%), 3 per coleperitoni degut a fístula biliar (16%). Tres pacients varen ser reoperats per hemorràgia precoç, dos per hemoperitoni en el postoperatori immediat (10'5%) i un per sagnat de la superfície de secció pancreàtica (pacient aleatoritzat a PJ, però realitzada PG). Un pacient per hèrnia inguinal incarcerada (5%), un per complicació en la retirada del drenatge (ruptura), i en un pacient es va tindre que completar una pancreatectomia total perquè presentava una FP grau C amb una reintervenció inicial de drenatge de col·leccions i amb posterior col·locació de drenatges guiats per radiologia. El pacient va reingressar amb noves col·leccions i persistència de la FP, i davant l'evolució tòrpida es va optar per realitzar un pancreatectomia total. En el seguiment a 3 mesos aquest pacient presentava insuficiència pancreàtica exocrina amb pèrdua de 14 kg de pes, a pesar del tractament mèdic supervisat per dietistes, a més de Diabetis Mellitus insulinopriva.

En el grup PG es varen reoperar 12 pacients, realitzant-se 14 reintervencions. Les causes varen ser en 6 pacients per hemorràgies precoces degut a sagnat de la superfície de secció pancreàtica (50%), 5 per drenatge de FP grau C i/o hemorràgia tardana (36%), un per hemoperitoni en el postoperatori immediat (8%), un per colitis isquèmica i un per dehiscència de l'anastomosi gastrojejunal. Dos pacients, varen ser reintervinguts dues vegades per sagnat de la superfície de secció pancreàtica. (Taula 17).

És a dir, la causa més freqüent de reintervenció en el grup PJ és per drenatge de fístula pancreàtica grau C i/o hemorràgia tardana (12% del grup PJ); i en el grup PG és el sagnat de la superfície de secció pancreàtica (8% del grup PG), si analitzem per tipus de reconstrucció realitzada, que no aleatoritzada. (Taula 17).

Al utilitzar la classificació de Dindo-Clavien[95] per analitzar la gravetat de les complicacions, en 37 casos (30%) les complicacions varen ser greus (≥IIIA). No hi havia diferències significatives entre el grup PJ 19 casos (32'8%) i el grup PG 18 casos (27'7%), (p= 0'485).

Taula 15. Morbiditat i Mortalitat per intenció de tractament segons el grup de reconstrucció.

CARACTERÍSTIQUES POSTOPERATÒRIES	PJ (n=58)		PG (n=65)		p
Estada Hospitalària (dies)					
Mediana (Rang IQ)	15'5	(10'75-22)	14	(10-22)	0'734
Dia de Retirada del Drenatge					
Mediana (Rang IQ)	5	(4-15)	6	(3'75-10)	0'023
Dia d'inici d'ingesta sòlida					
Mediana (Rang IQ)	6	(4-9'5)	6	(5-8'75)	0'889
Morbiditat n (%)	38	(65'5)	41	(63'1)	0'778
Fístula Pancreàtica n (%)	20	(34'5)	10	(15'4)	0'014
Fístula Biliar n (%)	6	(10'3)	1	(1'5)	0'051
Infecció del Catéter n (%)	0	(0'0)	2	(3'1)	0'498
Col·lecció intrabdominal n (%)	10	(17'2)	5	(7'7)	0'106
Sagnat intrabd. postIQ n (%)	7	(12'1)	13	(20'0)	0'234
Retard buidament gàstric n (%)	15	(25'9)	19	(29'2)	0'677
Dies a la U.C.I. Mediana (Rang IQ)	0	(0-3)	0	(0-1)	0'440
Reintervenció quirúrgica n (%)	15	(25'9)	12	(18'5)	0'322
Reingrés n (%)	14	(24'1)	4	(6'2)	0'005
Mortalitat n (%)	3	(5'2)	3	(4'6)	1'000

Taula 16. Complicacions estratificades per la gravetat pels grups de reconstrucció pancreàtica segons intenció de tractament.

COMPLICACIONS POSTOPERATÒRIES	PJ (n=58)	PG (n=65)	P
Fístula Pancreàtica n (%)			
Tipus A	1 (1'7)	3 (4'6)	0'001
Tipus B	12 (20'7)	2 (3'1)	
Tipus C	7 (12'1)	5 (7'7)	
No	38 (65'5)	55 (84'6)	
B + C	19 (32'9)	7 (10'8)	0'006
Retard buidament gàstric n (%)			
Tipus A	4 (6'9)	10 (15'4)	0'238
Tipus B	7 (12'1)	3 (4'6)	
Tipus C	4 (6'9)	6 (9'2)	
No	43 (74'1)	46 (70'8)	
Sagnat intrabdominal n (%)			
Tipus A	0 (0'0)	2 (3'1)	0'538
Tipus B	2 (3'4)	2 (3'1)	
Tipus C	5 (8'6)	9 (13'8)	
No	51 (88'0)	52 (80'0)	

Taula 17. Reintervencions i interval amb la cirurgia inicial.

Causa	PJ (n=18)	PG (n=14)	p
Drenatge de FP grau C i/o hemorràgia tardana n (%)	9 (50%)	5 (36%)	0'485
Hemorràgia precoç n (%)	3 (16%)	7 (50%)	
Sagnat pancreàtic	1(5.5%)	6(43%)	
Altres causes	2 (11%)	1 (7%)	
Coleperitoni per fístula biliar n (%)	3 (16%)	-	
Pancreatectomia total n (%)	1 (5'5%)	-	
Complicació retirada del drenatge n (%)	1 (5'5%)	-	
Hèrnia engonal incarcerada n (%)	1 (5'5%)	-	
Colitis isquèmica n (%)	-	1 (7%)	
Dehiscència anast. Gastrojejunal n (%)	-	1 (7%)	
Interval Reintervenció (dies)			
Mediana (Rang IQ)	8 (6 -12)	3'5 (1-7'75)	0'041

6.2.5. SEGUIMENT A 3 MESOS

En el seguiment a 3 mesos hem estudiat els 117 pacients que varen completar el seguiment. Hem trobat diferències en la pèrdua de pes i funció exocrina a favor de la PG; sense observar diferències en la funció endocrina. Aquestes diferències no es poden atribuir a la realització de tractament adjuvant postoperatori (63% PJ i 75% PG, p=0'143).

En el grup PG la pèrdua de pes va ser menor (p=0'025). El percentatge de pes ponderal perdut va ser de -4'5% del pes inical en el grup PG i del -7% en el grup PJ. Equivalent a una pèrdua de 6 kg en els pacients amb PG i de 8 kg en PJ.

La majoria dels pacients varen presentar insuficiència pancreàtica exocrina als 3 mesos (92%). Cal tenir en compte per l'anàlisi que 51 pacients (43'6%) no van realitzar la determinació d'Elastasa en femta per negativa del pacient, família o criteri del metge en el context de postoperatori d'una cirurgia amb elevada comorbiditat i la realització de quimioteràpia i/o radioteràpia adjuvant.

Dels 66 pacients que varen realitzar la determinació d'Elastasa en femta, únicament 5 pacients varen presentar valors d'Elastasa en femta >200 µg/g (considerat com a valors dins la normalitat) i tots ells presentaven una reconstrucció tipus PG i havent presentat complicacions postoperatòries greus en 2 d'ells. La mitjana ± desviació estàndard d'elastasa al grup PJ 41±53'80 µg/g va ser més baixa que la del grup PG 106'72±157'02 µg/g, amb un diferència estadísticament significativa (p=0'031). Davant aquests resultats negatius varem analitzar les dades que podrien influenciar en els resultats. Varem observar diferències d'Elastasa en femta segons l'hospital d'origen a favor de l'Hospital Clínic de València sense ser estadísticament significatives (46±83 µg/g Hospital Trueta de Girona vs. 102±143 µg/g Hospital Clínic de València, p=0'056). Es va ajustar per hospitals la variable anastomosi i es va confirmar que la tècnica utilitzada en la reconstrucció pancreàtica és un factor significatiu de insuficiència pancreàtica independentment del centre.

Onze pacients (9'8%) varen presentar DM de novo (4 PJ i 7 PG), sense diferències entre els 2 grups (p=0'443). Tampoc es varen observar diferències en la determinació d'Hemoglobina glicosilada inicial i final entre els dos grups (-0'1% PJ i -0'3% PG, p=0'528). Taula 18.

Taula 18. Seguiment a 3 mesos segons tipus de reconstrucció.

SEGUIMENT A 3 MESOS	PJ (n= 55)		PG (n= 62)		P
Diferència de pes (final-inicial) (kg)					
Mitjana ± DS	-7'82	±5'73	-5'73	±5'27	0'054
Percentatge pèrdua de pes (%) (Pes final– Pes inicial) / Pes inicial)x100 Mediana (Rang IQ)	-7	(7'25)	-4'5	(7)	0'025
Diferència Hemoglobina glicosilada (%) (inicial – final) Mediana (Rang IQ)	-0'1	(1)	-0'3	(0'6)	0'528
Elastasa en femta (μg/g) Mitjana ± DS	41	±53'8	106'7	±157	0'031
Deposicions diàries					
Mediana (Rang IQ)	2	2	2	1'75	0'542
Diabetes Mellitus de novo n (%)					
Si	4	(7'5)	7	(11'9)	0'443
No	49	(92'5)	52	(88'1)	
Adjuvància n (%)					
Si	36	(63'2)	49	(75'4)	0'143
No	21	(36'8)	16	(24'6)	

6.3. ANÀLISIS DELS FACTORS RELACIONATS AMB L'APARICIÓ DE COMPLICACIONS GREUS

Després d'analitzar la mostra en funció de la reconstrucció pancreàtica realitzada, s'ha analitzat la mostra per estudiar els factors que s'associen amb l'aparició de complicacions greus, tipificades com a complicació ≥ IIIA de la Classificació de Dindo-Clavien. Estan formats per un grup de 74 pacients que no varen presentar complicacions greus (60%); i l'altre grup per 49 pacients que varen presentar complicacions greus (40%). El grup de pacients amb complicacions lleus o sense complicacions està format per 41 PG (55%) i 33 PJ (45%). El grup de complicacions greus està format per 25 PJ (51%) i 24 PG (49%). No s'observen diferències estadísticament significatives en la presentació de complicacions greus segons la tècnica quirúrgica utilitzada en la reconstrucció pancreàtica.

Taula 19. Tipus d'anastomosi segons grau de complicació greu.

ANASTOMOSIS	Complicació <IIIA (n=74)	Complicació ≥IIIA (n=49)	P
Pancreaticojejunostomia	33 (57%)	25 (43%)	0'485
Pancreaticogastrostomia	41 (63%)	24 (37%)	

Taula 20. Grau de complicacions segons la Classificació de Dindo-Clavien.

Grau de Dindo-Clavien	PG (n=65)	PJ (n=58)	Freqüència total
0	24 (36'9%)	18 (31%)	42 (34'1%)
I	9 (13'8%)	10 (17'2%)	19 (15'4%)
II	8 (12'3%)	5 (8'6%)	13 (10'6%)
III A	6 (9'2%)	6 (10'3%)	12 (9'8%)
III B	9 (13'9%)	8 (13'8%)	17 (13'8%)
IV A	2 (3'1%)	3 (5'2%)	5 (4'1%)
IV B	4 (6'2%)	5 (8'6%)	9 (7'3%)
V	3 (4'6%)	3 (5'2%)	6 (4'9%)

6.3.1. VARIABLES PREOPERATÒRIES

En les dades demogràfiques no observem diferències estadísticament significatives. L'edat, sexe, IMC, risc anestèsic preoperatori (ASA), bilirrubina preoperatòria, manipulació de la via biliar preoperatòria, ni CA19.9 preoperatori no eren diferents entre els pacients amb o sense complicacions greus.

Les variables que es relacionen significativament amb una major incidència de complicacions greus són el nivell de CEA preoperatori (p=0'008), la consistència pancreàtica tova (p=0'002) i el diàmetre del wirsung petit (p= 0'002). (Taula 21).

Taula 21. Característiques preoperatòries segons grau de Complicació ≥ IIIA de Dindo-Clavien.

Característiques preoperatòries	Comp. Grau < 3A (n=74)		Comp. Grau ≥ 3A (n=49)		P
Edat (anys)					
Mediana (Rang IQ)	65	(11)	68	(13’5)	0’372
Sexe n (%)					
Home	47	(63’5)	34	(69’4)	0’501
Dona	27	(36’5)	15	(30’6)	
IMC (Kg/m^2)					
Mitjana ± DS	25’47	± 3’79	25’4	± 3’58	0’914
ASA n (%)					
I	3	(4’1)	1	(2’0)	0’842
II	26	(35’1)	19	(38’8)	
III	45	(60’8)	29	(59’2)	
CEA preIQ					
Mediana (Rang IQ)	3’7	(3’59)	2’05	(2’39)	0’008
Bilirrubina preIQ					
Mediana (Rang IQ)	3’10	(1’3-9’3)	3’50	(0’3-9’07)	0’632
CA199 preIQ					
Mediana (Rang IQ)	109’5	(354’65)	76’5	(190’34)	0’542
Manipulació via biliar preoperatòria n (%)	40	(54’1)	19	(38’8)	0’097
Consistència n (%)					
Tou	32	(43’2)	35	(71’4)	0’002
Dur	42	(56’8)	14	(28’6)	
Diàmetre Wirsung (mm)					
Mediana (Rang IQ)	4	(3)	3	(2’5)	0’002

6.3.2. ESTUDI HISTOLÒGIC

Les lesions situades a l'ampul·la són les que presenten una major incidència de complicacions greus (8/15, 53%), i segons patològies l'adenocarcinoma papil·lar és la que presenta més complicacions greus (4/6, 67%); però sense presentar diferències estadísticament significatives.

Tampoc s'observen diferències en les complicacions greus en funció de la mida tumoral (mediana de 3 cm en ambdós grups, p=0'505). Taula 22.

Taula 22. Estudi histològic segons grau de Complicació ≥ IIIA de Dindo-Clavien.

TIPUS DE LESIÓ	Complicació <IIIA (n=74)	Complicació ≥IIIA (n=49)	P
Histologia n (%)			
Adenocarcinoma ductal	36 (48'6)	20 (40'8)	0'250
Adenocarcinoma intestinal	8 (10'8)	8 (16'3)	
Colangiocarcinoma distal	8 (10'8)	3 (6'1)	
Ampuloma	5 (6'8)	4 (8'2)	
Adenocarcinoma acinar	1 (1'4)	0 (0'0)	
Adenocarcinoma papil.lar	2 (2'7)	4 (8'2)	
Cistoadenoma	2 (2'7)	2 (4'1)	
Tumor Neuroendocrí	1 (1'4)	4 (8'2)	
Adenocarcinoma indiferenciat	2 (2'7)	0 (0'0)	
Tumor papil.lar mucinós intraductal	1 (1'4)	0 (0'0)	
Altres	8 (10'8)	4 (8'2)	
Localització n (%)			
Neoplàsies cap de Pancrees	38 (52'1)	24 (49)	0'708
Duodè	8 (11'0)	8 (16'3)	
Ampul·la	7 (9'6)	8 (16'3)	
Colangiocarcinoma distal	8 (11'0)	3 (6'1)	
Tumors Quístics Pancreàtics	3 (4'1)	2 (4'1)	
Altres	9 (12'3)	4 (8'2)	
Diàmetre tumoral (cm)			
Mediana (Rang IQ)	3 (1'5)	3 (2'1)	0'505

6.3.3. VARIABLES INTRAOPERATÒRIES

La variable intraoperatòria amb una major diferència entre pacients amb o sense complicacions greus és la quantitat de pèrdues hemàtiques intraoperatòries, però sense arribar a ser estadísticament significatiu (p=0'065).

No varem trobar diferències significatives entre el tipus de reconstrucció pancreàtica y la presència de complicacions greus (37% grup PG vs. 43% grup PJ), (p=0'485).

Les reparacions arterials, i tampoc les venoses, no es relacionen amb un augment de la incidència de complicacions greus (p=0'647 i p=0'710, respectivament). (Taula 23).

Taula 23. Estudi de les Característiques intraoperatòries segons grau de Complicació ≥ IIIA de Dindo-Clavien.

CARACTERÍSTIQUES INTRAOPERATÒRIES	COMP. GRAU < IIIA (n=74)	COMP. GRAU ≥ IIIA (n=49)	p
Duració IQ (min)			
Mediana (Rang IQ)	300 (100)	330 (105)	0'389
Anastomosis n (%)			
Pancreaticojejunostomia	33 (44'6)	25 (51'0)	0'485
Pancreaticogastrostomia	41 (55'4)	24 (49'0)	
Pèrdues intraop. (ml)			
Mediana (Rang IQ)	523 (703'75)	975 (968'75)	0'065
Preservació pilòrica n (%)	34 (45'9)	24 (49)	0'741
Gastroenteroanastomosi antecòlica n (%)	69 (93'2)	49 (100)	0'156
Resecció Venosa n (%)	16 (21'6)	12 (24'5)	0'710
Resecció Arterial n (%)	4 (5'4)	1 (2'0)	0'647

6.3.4. VARIABLES POSTOPERATÒRIES

Com no podia ser d'una altra manera, totes les diferents causes de morbi-mortalitat es correlacionen amb complicacions més greus. Cal destacar que 10 dels 18 pacients que varen reingressar (56%) es varen poder resoldre amb tractament mèdic i/o drenatges percutanis guiats per radiologia (complicació IIIA de Clavien).

Taula 24. Morbiditat i Mortalitat segons grau de Complicació ≥ IIIA de Dindo-Clavien.

CARACTERÍSTIQUES POSTOPERATÒRIES	Complicació <IIIA (n=74)	Complicació ≥IIIA (n=49)	P
Estada hospitalària (dies)			
Mediana (Rang IQ)	13 (8)	22 (17)	<0'001
Dia retirada del drenatge			
Mediana (Rang IQ)	5 (6)	8 (17'5)	0'002
Dia d'inici d'ingesta sòlida			
Mediana (Rang IQ)	5.5 (3)	7 (8)	<0'001
Morbiditat n (%)	30 (40'5)	49 (100)	<0'001
Fístula pancreàtica n (%)	7 (9'5)	23 (46'9)	<0'001
Fístula pancreàtica codificat n (%)			
Tipus A	4 (5'4)	0 (0)	<0'001
Tipus B	3 (4'1)	11 (22'4)	
Tipus C	0 (0)	12 (24'5)	
Fístula Biliar n (%)	0 (0)	7 (14'3)	0'001
Infecció catéter n (%)	0 (0)	2 (4'1)	0'157
Abscés intrabdominal n (%)	1 (1'4)	14 (28'6)	<0'001
Sagnat postoperatori n (%)	1 (1'4)	19 (38'8)	<0'001

Sagnat codificat n (%)					
Tipus A	1	(1'4)	1	(2'0)	<0'001
Tipus B	0	(0)	4	(8'2)	
Tipus C	0	(0)	14	(28'6)	
Retard buidament gàstric n (%)	14	(18'9)	20	(40'8)	0'008
Retard buidament gàstric codificat n (%)					
Tipus A	10	(13'5)	4	(8'2)	0'001
Tipus B	2	(2'7)	8	(16'3)	
Tipus C	2	(2'7)	8	(16'3)	
Dies U.C.I.					
Mediana (Rang IQ)	0	(0)	0	(5'5)	0'001
Reintervenció n (%)	0	(0'0)	27	(55'1)	<0'001
Reingrés n (%)	5	(6'8)	13	(26'5)	0'002
Mortalitat n (%)	0		6	(12'2)	0'003

6.3.5. SEGUIMENT A 3 MESOS

En les dades de seguiment a 3 mesos no s'observen diferències en l'anàlisi per grau de complicació greu. En la nostra sèrie, el fet de presentar una complicació greu en el postoperatori no es relaciona amb un major risc de presentar insuficiència pancreàtica exocrina ni Diabetis Mellitus de novo en el seguiment.

La presència d'una FP en el postperatori condiciona una major pèrdua de pes, sense una major incidència d'insuficiència pancreàtica exocrina (mesurada amb elastasa i número de deposicions diàries) ni una major incidència de Diabetis Mellitus de novo en el seguiment a 3 mesos.

Taula 25. Seguiment a 3 mesos segons grau de Complicació ≥ IIIA de Dindo-Clavien.

SEGUIMENT A 3 MESOS	Complicació <IIIA (n= 74)		Complicació ≥IIIA (n= 43)		p
Diferència de pes (final-inicial) (Kg) Mediana (Rang IQ)	- 6	(6)	- 6	(7'5)	0'313
Percentatge pèrdua de pes (%) **(Pes final – Pes inicial) / Pes inicial)x100** Mitjana ± DS	-9'24	± 7'87	-10'09	± 6'66	0'580
Diferència hemoglobina glicosilada (inicial - final) Mediana (Rang IQ)	-0'05	(1'10)	-0'30	(0'58)	0'390
Elastasa en femta (μg/g) Mediana (Rang IQ)	17'00	(69'50)	15'00	(100'50)	0'873
Deposicions diàries Mediana (Rang IQ)	2	(2)	2	(2)	0'676
Diabetis Mellitus de novo n (%) Si	8	(11'1)	3	(7'5)	0'743
Adjuvància n (%) Si	53	(71'6)	32	(66'7)	0'561

Taula 26. Seguiment a 3 mesos segons presència de Fístula Pancreàtica en el postoperatori.

SEGUIMENT A 3 MESOS	FP = No (n= 78)		FP = Si (n= 27)		p
Diferència de pes (final-inicial) (Kg)					
Mediana ± DS	-6	± 5'6	-8'6	± 5'1	0'029
Percentatge pèrdua de pes (%)					
(Pes final – Pes inicial) / Pes inicial)x100					
Mitjana ± DS	- 8'8	± 7'8	- 11'6	±5'8	0'063
Diferència hemoglobina glicosilada					
(inicial - final)					
Mediana ± DS	-0'85	±1'34	-0'39	±0'87	0'228
Elastasa en femta (µg/g)					
Mediana ± DS	78'33	± 130'34	58'28	± 86'48	0'473
Deposicions diàries					
Mediana ± DS	2'29	± 1'91	2'48	± 1'72	0'650
Diabetis Mellitus de novo n (%)					
Si	9	(10'7)	2	(7'1)	0'728
Adjuvància n (%)					
Si	67	(72)	18	(62'1)	0'357

6.4. ANÀLISIS DE REGRESSIÓ LOGÍSTICA MULTIVARIANT DELS FACTORS PREDICTORS DE PRESENTACIÓ DE COMPLICACIONS GREUS

S'ha realitzat l'anàlisi uni i multivariant per a determinar els factors de risc per presentar complicacions greus mitjançant el model de regressió logística (Taula 27). S'han inclòs aquells valors que, amb criteri clínic, presentaven una significació estadística en l'estudi bilateral amb una p < 0'1. També s'han inclòs aquelles variables que com a investigadors consideràvem d'alta rellevància clínica. Les possibles variables de confusió varen ser testades i eliminades del model quan la seva exclusió no disminuïa la credibilitat del model ni modificava el coeficient de la resta de variables en més d'un 15%. Per valorar la bondat d'ajust s'ha utilitzat el test de Hosmer-Lemeshow.

Els factors de risc per la presentació de complicacions greus (≥IIIA en el postoperatori en l'anàlisi univariant de la regressió logística varen ser pèrdues intraoperatòries elevades (>650 ml), la FP, diàmetre del wirsung petit (<3mm), la consistència tova del pàncrees. En l'anàlisi multivariant de la regressió logística varen sortir significatius com a factors predictius per la presència de complicacions greus (variables independents o explicatives) en el postoperatori en ordre d'importancia: la FP (p=0.001), diàmetre del wirsung petit (<3mm; p=0.002), l'edat (>66 anys; p=0.014). Les pèrdues hemàtiques intraoperatòries elevades (>650 ml;) varen ser quasi significatives (p=0.055). Taula 30.

Taula 27. Factors Predictors de presentació de complications greus ≥ IIIA de la classificació de Dindo-Clavien.

	Anàlisi Univariant		Anàlisi Multivariant	
Variable	OR (95% CI)	p	OR (95% CI)	p
Sexe femení	0.768 (0.356 - 1.659)	0.502		
DM	0.782 (0.336 - 1.819)	0.567		
IMC > 25	1.163 (0.563 - 2.399)	0.683		
Edat > 66 anys	1.903 (0.915 - 3.958)	0.085	3.727 (1.306 - 10.632)	0.014
ASA	0.934 (0.448 - 1.952)	0.857		
Bil preIQ >3.2mg/dL	1.252 (0.601 - 2.607)	0.549		
Drenatge Bil PreIQ	0.358 (0.258 - 1.122)	0.098		
Pèrdues > 650 Ml	2.222 (1.035 - 4.771)	0.041	2.626 (0.978 - 7.050)	0.055
Durada IQ >320 min	1.845 (0.875 - 3.889)	0.107		
Fístula Pancreàtica	8.467(3.243 - 22.105)	<0.001	7.287 (2.270 - 23.392)	0.001
Wirsung ≤ 3mm	3.365 (1.500 - 7.550)	0.003	5.525 (1.884 -16.209)	0.002
Consistència tova	3.281 (1.517 - 7.099)	0.003		
Anastomosis PJ	0.773 (0.375 - 1.593)	0.485		
Resecció Venosa	1.082 (0.430 - 2.724)	0.867		
Dif Adk Pàncrees	1.187 (0.548 - 2.574)	0.664		
Mida > 3 cm	1.278 (0.564 - 2.896)	0.557		

DM= Diabetis Mellitus Preoperatoria. IMC= Index Massa Corporal. ASA = American Association of Anesthesiology score. Bil preIQ = Bilirrubina preoperatòria. Drenatge Bil PreIQ = Drenatge Biliar Preoperatori. Pèrdues = Pèrdues Estimades. Durada IQ = Durada de la cirurgia. Anastomosis PJ = Anastomosis Pancreatico-jejunal. Resecció Venosa = Resecció vena Mesentèrica. Dif Adk Panc = Diagnòstic diferent d'Adenocarcinoma de pàncrees.

6.5. ANÀLISIS DE REGRESSIÓ LOGÍSTICA MULTIVARIANT DELS FACTORS PREDICTORS DE PRESENTACIÓ DE FÍSTULA PANCREÀTICA

S'ha realitzat l'anàlisi uni i multivariant per a determinar els factors de risc per presentar FP mitjançant el model de regressió logística (Taula 28). S'han inclòs aquells valors que, amb criteri clínic, presentaven una significació estadística en l'estudi bilateral amb una $p < 0'1$. També s'han inclòs aquelles variables que com a investigadors consideràvem d'alta rellevància clínica. Les possibles variables de confusió varen ser testades i eliminades del model quan la seva exclusió no disminuïa la credibilitat del model ni modificava el coeficient de la resta de variables en més d'un 15%. Per valorar la bondat d'ajust s'ha utilitzat el test de Hosmer-Lemeshow.

Els factors de risc per la presentació de FP en el postoperatori en l'anàlisi univariant de la regressió logística varen ser sexe femení (factor protector), el sobrepès i obesitat (IMC>25 kg/m^2), la consistència del pàncrees tou, l'anastomosis PJ i l'histologia diferent d'adenocarcinoma de pàncrees. En l'anàlisi multivariant de la regressió logística varen sortir significatius com a factors predictius per la presentació de FP (variables independents o explicatives) en el postoperatori, en ordre d'importància: la consistència del pàncrees tova (p=0'001), el sobrepès i obesitat (IMC>25 kg/m^2; p=0'002), pèrdues intraoperatòries elevades (>650 ml; p=0'020), l'anastomosi tipus PJ (p=0'035) i el sexe femení com a factor protector (p=0'004). Taula 28.

Taula 28. Factors predictors de presentació de fístula pancreàtica.

	Anàlisi Univariant		**Anàlisi Multivariant**	
Variable	**HR (95% CI)**	**P**	**HR (95% CI)**	**P**
Sexe femení	0'303 (0'106 – 0'862)	0'025	0'108 (0'024 – 0'485)	0'004
DM	0'875 (0'333 – 2'297)	0'786		
IMC > 25	2'598 (1'077 – 6'268)	0'034	11'209 (2'456 – 51'158)	0'002
Edat > 66 anys	1'456 (0'636 – 3'336)	0'374		
ASA	1'444 (0'609 – 3'426)	0'404		
Bil preIQ >3.2 mg/dL	0'517 (0'221 – 1'212)	0'129		
Drenatge Biliar PreIQ	0'781 (0'341 – 1'789)	0'559		
Perdues >650 mL	1'671 (0'712 – 3'922)	0'238	4'984 (1'291 – 19'240)	0'020
Durada IQ >320 min	0'508 (0'212 – 1'221)	0'130		
Wirsung ≤ 3mm	1'455 (0'599 – 3'533)	0'408		
Consistència tova	8'244 (2'664 – 25'507)	<0'001	15'760 (2'997 – 82'878)	0'001
Anastomosis PJ	2'895 (1'220 – 6'871)	0'016	3'833 (1'099 – 13'371)	0'035
Diagnòstic dif Adk Panc	3'110 (1'212 – 7'982)	0'018	1'959 (0'604 – 6'362)	0'263

DM= Diabetis Mellitus Preoperatoria. IMC= Index Massa Corporal. ASA = American Association of Anesthesiology score. Bil preIQ= Bilirrubina preoperatòria. Drenatge Bil PreIQ = Drenatge Biliar Preoperatori. Pèrdues = Pèrdues Estimades. Durada IQ = Durada de la cirurgia. Anastomosis PJ = Anastomosis Pancreato-Jejunal. Diagnòstic dif Adk Panc = Diagnòstic diferent d'Adenocarcinoma de pàncrees.

7. DISCUSSIÓ

7.1. INTRODUCCIÓ DE LA DISCUSSIÓ

La duodenopancreatectomia cefàlica (DPC) és una cirurgia complexa. Malgrat que la mortalitat ha baixat per sota de 5% en centres amb gran volum. La morbiditat perioperatòria continua sent elevada. La FP és la complicació més temuda, perquè s'acompanya de col·leccions intrabdominal, infeccions i sagnat, que obliguen a reintervencions i allarguen l'estada hospitalària[1-4]. La tècnica ideal per l'anastomosis del romanent pancreàtic és un tema de debat que genera una gran discussió.

A l'Hospital "Josep Trueta" de Girona s'han anat introduint diferents modificacions a la intervenció inicialment descrita per Whipple. Des de l'any 2005 s'ha dissenyat una sèrie de passos que ja formen part de la nostra cirurgia estàndard; els resultats dels quals van ser presentats a la Jornada de Cloenda de l'Associació de Ciències Mèdiques de Girona l'any 2008. Inicialment realitzem aquelles maniobres per explorar la resecabilitat en l'acte quirúrgic: la limfadenectomia interaortocava i l'abordatge de l'artèria mesentèrica superior[37].

Des de l'any 2007 es va començar a plantejar la possibilitat de variar la tècnica reconstrucció pancreàtica, davant els resultats publicats en algunes sèries. Es van realitzar 5 DPC amb reconstrucció tipus PG amb infundibulització gàstrica prèviament a l'estudi sense FP ni morbi-mortalitat important. Davant els bons resultats obtinguts i la falta d'estudis a la literatura que justifiquessin la superioritat d'un tipus de tècnica de reconstrucció respecte l'altre, va fer que ens decidíssim a realitzar aquest treball.

Però una de les dificultats en el disseny del treball, va ser que els tumors periampul·lars presenten una baixa incidència, en la nostra àrea sanitària. I ens trobàvem amb la dificultat d' aconseguir una mostra suficient per obtenir diferències estadísticament significatives[19]. Per tant, varem decidir fer l'estudi multicèntric, ampliant la recollida de casos a hospitals amb dedicació especialitzada en cirurgia del pàncrees. Finalment els centres participants en l'estudi varen ser l'Hospital Clínic de València i l'Hospital "Dr. Josep Trueta" de Girona.

7.2. ANÀLISIS DE LES DIFERÈNCIES EN LA INCIDÈNCIA DE FÍSTULES PANCREÀTIQUES I EN LA SEVA GRAVETAT

La troballa més important del nostre treball es la disminució en la incidència de FP en el grup amb reconstrucció tipus PG (15'4% PG vs. 34'5% PJ, p=0'014), a diferència dels 3 treballs previs prospectius i aleatoritzats. En l'anàlisis dels factors predictors d'aparició d'una FP en el postoperatori, la reconstrucció tipus PJ augmenta el risc de presentar una FP quasi per 4 (IC 95%: 1'1-13'4). A més, si analitzéssim únicament les FP amb repercussió clínica (grau B i C de la ISGPF), encara hem obtingut unes majors diferències: 10'8% en el grup PG i 32'9% en el grup PJ, p=0'006.

7.2.1. DIFERÈNCIES RESPECTE ELS TREBALLS PREVIS

7.2.1.1. Diferències metodològiques:

Al comparar el treball respecte la literatura prèvia, tenim una major incidència de FP, especialment en el grup PJ (34'5%) en comparació als treballs aleatoritzats prèviament publicats (12'3, 16 i 20%, respectivament per ordre cronològic), acompanyat d'una major taxa de morbiditat i reintervencions, sense presentar major taxa de mortalitat[5,13,14]. Aquestes diferències són principalment explicables per les importants diferències metodològiques i errors en els dissenys dels treballs[2,51-53]; cosa que en dificulta enormement la comparació dels resultats obtinguts en el nostre treball amb els estudis prospectius i aleatoritzats previs. Especialment per la variabilitat en les definicions de les complicacions i que en el nostre treball s'estratifica preoperatòriament per tal de controlar els factors que augmenten el risc de FP ja identificats per la literatura científica[13,100,103]. (Taula 29). Si es diagnostiqués la incidència de FP de forma rigurosa i seguint els criteris de la ISGPF[80] aquesta seria del 30%[26].

Els estudis que ens permeten una comparació més real i evitant més biaixos són els treballs posteriors a l'any 2005, que apliquen la definició proposada pel grup Italià de Bassi per la definició de la FP (acceptada per l'ISGPF[80]) i la classificació de les complicacions de Dindo-Clavien[95] (que permet estratificar les complicacions amb complicacions greus quan superen el grau IIIA).

Els 2 grups de treball que hem format part de l'estudi havíem publicat els resultats obtinguts en sèries prèvies retrospectives i utilitzant definicions diferents a la de la ISGPF. El grup de l'Hospital Clínic de València va presentar la seva sèrie de 80 DPC, amb reconstrucció tipus PJ en 20 casos i PG en 60 casos, realitzades entre l'any 1998 i 2008 amb una incidència de FP del 6'25%[106]. El grup de l'Hospital "Dr. Josep Trueta" de Girona havia presentat la seva sèrie de 56 DPC, amb reconstrucció tipus PJ en tots els casos, entre l'any 2000 i 2007 amb una incidència de FP del 12'5%[37].

A més, cal tenir en compte al analitzar els resultats obtinguts, que els nostres criteris d'inclusió són menys rígids que els treballs previs. No hem selecccionat tant els pacients com altres estudis, i hem ampliat les indicacions quirúrgiques. En el nostre treball 49 pacients intervinguts (40%) tenen igual o més de 70 anys, el 50% dels pacients tenen un IMC superior a 25 kg/m^2 (sobrepès i obesitat) i s'han realitzat 28 reseccions venoses (23%) i 5 reseccions arterials (4%).

Els 3 treballs prospectius i aleatoritzats publicats prèviament que comparen les mateixes tècniques que el nostre treball són presentats en l'apartat 2.2. Tots els treballs presenten una menor incidència de FP en el grup PG, però no observen diferències estadísticament significatives, a diferència del nostre treball. Però aquests treballs previs obtenen conclusions molt importants i rellevants en la cirurgia pancreàtica i que ens n'han permès corregir les deficiències metodològiques. El més antic és el de Yeo et al de l'Hospital Johns Hopkins de Baltimore publicat l'any 1995, identifica els factors que fan augmentar el risc de presentar FP en la seva sèrie: patologia ampul·lar o duodenal, pàncrees tou, durada perllongada de la cirurgia, augment del sagnat intraoperatori i baix volum quirúrgic[13]. El segon estudi prospectiu i aleatoritzat és el de Bassi et al de l'Hospital Universitari de Verona, Itàlia, publicat l'any 2005. Es van estudiar 151 pacients que s'havien d'intervenir de DPC amb romanent pancreàtic tou, excloent els dur (tècnicament més senzill). Malgrat no presentar diferències estadísticament significatives en la incidència de FP al comparar les dues tècniques, si van obtenir diferències significatives en: menor taxa de col·leccions intraoperatòries, menor RBG i menys fístules biliars en el grup PG[5]. És a dir, pels resultats presentats per Bassi et al, la incidència de FP és similar, però les conseqüències són menys greus. El darrer treball, el de Duffas et al publicat l'any 2005 no observa diferències en la incidència de FP ni complicacions ni mortalitat entre ambdues tècniques[14]. La mortalitat en la serie va ser molt alta 10% i 12%, que es pot explicar perquè era un treball multicèntric i en centres probablement de baix volum. Taula 30.

Revisant la literatura científica es troben un grup d'estudis retrospectius que comparen les dues tècniques (Veure apartat 2.2.). Dins aquests grups cal destacar aquells treballs que utilitzen les classificacions acceptades per la ISGPF[80] a partir de l'any 2005. Al intentar analitzar i comparar els treballs publicats anteriorment o que no apliquen els criteris de la ISGPF, s'obtenen resultats difícilment homologables. Trobem un grup de treballs on el grup PG presenta una incidència de FP de 0 al 3% (Oussoultzoglou[7], Schlitt[3], Takano[9] i Kim[10] i Fang[11]), que no s'han pogut reproduir en els treballs aleatoritzats posteriors (inclòs el nostre) en que la incidència de FP en el grup PG oscil·la entre 11.1% i 16%[5,13,14].

Els darrers treballs retrospectius d'Aoori et al de l'any 2011 i Delpero et al de l'any 2012, que utlitzen les escales de la ISGPF, també han presentat una menor incidència de FP amb repercussió clínica en el grup PG en dues sèries amb gran volum de pacients[12,49]. El treball multicèntric francès de Delpero et al, en que es varen estudiar 1296 pacients, van presentar una incidència de FP grau "B" i "C" del

7'1% en el grup PG i del 10'81% en el grup PJ (p=0'03). El treball d'Aoori et al presenta una incidència de FP global que era major en el grup PG (23'4 PG vs. 16,2% PJ, p=0'067), però la incidència de FP grau "C" era el 5'8% en el grup PG i del 7% en el grup PJ (p=0'690)[49].

Taula 29. Definició FP dels estudis prospectius que comparen la PG i la PJ.

Autor	Any	Definició Fístula Pancreàtica
Yeo et al[13]	1995	Fuga detectada radiològicament, o sortida de més de 50 ml de líquid ric en amilasa a partir del 10 dia postoperatori.
Bassi et al[5]	2005	Qualsevol sortida de líquid ric en amilasa, confirmat per fistulografia.
Duffas et al[14]	2005	Criteri clínic, radiològic i/o bioquímic. No mesura reglada.
Estudi present	2013	ISGPF (Grau A, B i C).

Taula 30. Estudis prospectius que comparen la PG i la PJ.

Autor	País	Any	N (PJ/PG)	FP (%) (PJ/PG)	Morbid. (%) (PJ/PG)	Mortal (%) (PJ/PG)
Yeo et al[13]	USA	1995	145 (72/73)	12.3/11.1	43/49	0/0
Bassi et al[5]	Itàlia	2005	151 (82/69)	16/13	39/29	1/0
Duffas et al[14]	França	2005	149 (68/81)	20/16	46/47	10/12
Estudi present	Espanya	2013	123 (58/65)	34.5/15.4	65.5/63.1	5/5

7.2.1.2. Diferències tècniques:

Un dels problemes més importants en l'anàlisi de les tècniques per la reconstrucció pancreatico-digestiva és la gran disparitat de variants en cadascun dels dos grups principals: PJ i PG. (Veure apartat 2.1.).

La reconstrucció tipus PJ realitzada en el nostre treball, i exposada en l'apartat 5.9.1., és una anastomosi ducto-mucosa termino-lateral amb punts interromputs de fil reabsorbible, i reservant la utilització de tutors per aquells casos amb Wirsung extremadament fi. Els altres 3 treballs previs aleatoritzats, permeten modificacions de la tècnica quirúrgica PJ a criteri del cirurgià i segons les troballes intraoperatòries. Inclouen en el mateix grup d'anastomosis tipus PJ les diferents variants: termino-terminal, termino-lateral invaginant o ducto-mucosa. No s'especifica en cap dels 3 treballs el número de reconstruccions amb una variant o una altra ni possibles diferències en les complicacions. En l'anàlisi de les variants tècniques en la reconstrucció tipus PJ, l'anastomosi ducto-mucosa és la que té major consens com a tècnica més segura, especialment amb conducte de Wirsung dilatat[107].

El mateix problema el tenim amb la reconstrucció tipus PG. La tècnica realitzada i analitzada per nosaltres és la variant de l'invaginació-telescopada de 3 cm del munyó pancreàtic a l'interior de la cavitat gàstrica, mitjançant una gastrotomia en la cara posterior gàstrica, tal i com la va descriure Delcore l'any 1990. Aquesta variant, en comparació a la PG variant ducto-mucosa i a la PJ, és tècnicament més senzilla al no suturar sobre el conducte de Wirsung, però presenta el desavantatge de presentar una major tendència al sagnat postoperatori de la superfície de secció pancreàtica[104]. Les altres variacions de la reconstrucció tipus PG no han tingut tanta difusió com la variant de Delcore; com són les variants de Sauvenet (una única corona de punts) [108], d'Aranha (invaginació d'1 cm)[6], de Teldford i Mason (anastomosi ducto-mucosa gàstrica)[109], la de Takao (evitant la realització de gastrotomia amb la introducció de tutors)[110] i la Fernández-Cruz (bipartició gàstrica)[15].

Caldrà veure l'evolució en altres treballs d'altres modificacions o variants sobre aquestes tècniques. Per tal de demostrar si aquestes poden reduir la incidència de FP, complicacions i mortalitat.

Hi ha 2 modificacions complementàries a la PG que s'han publicat recentment. El treball multicèntric de Pessaux et al de l'any 2011, ha presentat la utilització de tutors externs en la PG. Varen observar una disminució en la incidència de complicacions, FP i RBG en el grup amb drenatge extern; però sense diferències en mortalitat ni estada hospitalària[28]. En canvi, el metanàlisi de Xiong et al de l'any 2012 no observa diferències entre la utilització de tutors en comparació a no utilitzar-los, ni entre tutor intern en comparació a tutor extern[29]. (Veure apartat 2.1.).

L'altre variant presentada pel grup de l'Hospital d'Estrasburg l'any 2012 és l'epiploplàstia. Consisteix en el recobriment de la PG amb un doble penjoll d'epíplon per separar-la del vasos esqueletitzats durant la fase de resecció de la DPC. Varen presentar en un estudi prospectiu i aleatoritzat en que s'estudiaven a 66 pacients intervinguts de DPC una disminució en la incidència de col·leccions intrabdominals i de reintervencions, sense disminuir la incidència de FP[111].

7.2.2. EXPLICACIÓ FISIOPATOLÒGICA

Hi ha diversos factors que permeten suposar una possible avantatge de la reconstrucció tipus PG davant la PJ:

1. Els enzims pancreàtics estan inactivats a l'estómac per l'efecte del medi àcid i l'absència d'enteroquinasa (necessària per la conversió de tripsinogen a tripsina i la conseqüent activació dels enzims proteolítics), que actuaria profilàcticament per evitar l'autodigestió de l'anastomosis.

2. Menys tensió de l'anastomosis, per la proximitat del pàncrees amb la cara posterior gàstrica. A més, es veuria afavorit per la descompressió de la sonda nasogàstrica.

3. Millor vascularització de la paret gàstrica, en comparació amb la jejunal.

4. Menor longitud de la nansa jejunal per la reconstrucció de la via biliar i alimentària, i així disminuir-ne la pressió.

A més, davant la presència de FP, el comportament seria més benigne en la PG enfront la PJ:

1. L'aspiració de la sonda nasogàstrica actuaria de drenatge.

2. La menor activació dels enzims pancreàtics, al no entrar en contacte amb l'enteroquinasa, en disminuiria els efectes corrosius.

3. La PG és un tractament acceptat per la reconstrucció de rescat quan la PJ ha fallat.

7.3. ANÀLISIS DE LES DIFERÈNCIES EN LES COMPLICACIONS GREUS

En el nostre treball, malgrat presentar una alta morbiditat (65'5% grup PJ i 63'1% grup PG), la reconstrucció tipus PG presenta menor incidència de FP i quan aquesta es produeix és de menor gravetat (apartat 6.3.3.). I això permet una retirada més precoç del drenatge i una menor taxa de reingressos per complicacions en el grup PG.

La reconstrucció tipus PG no presenta una menor incidència de complicacions greus, i és similar a la PJ, sense diferències estadísticament significatives (37% PG vs 43% PJ, p=0'485). Però l'evolució i tractament de les complicacions és més favorable, amb resultats similars a les del treball de Bassi et al[5].

El grup PG ha presentat una retirada significativament més precoç dels drenatges (p=0'023), probablement deguda a la incidència més baixa FP. La política de la nostra Unitat es mesurar diàriament les amilases en el líquid de drenatge i retirar-lo quan són iguals o més baixes que l'amilasa plasmàtica, a partir del 3er dia de postoperatori.

El grup PG també ha presentat una menor taxa de reingressos (p=0'005). Els reingressos, en la majoria de casos, eren deguts a complicacions tardanes de col·leccions insuficientment drenades i aquestes col·leccions generalment són secundàries a FP greus (tipus C de la ISGPF).

El grup PG també va presentar una menor incidència de fístules biliars quasi significativa (p=0'051). El diagnòstic de fístula biliar és aquell líquid que surt per un drenatge i conté una bilirrubina superior a 3 vegades la plasmàtica. És molt difícil separar si es tracta d'una fístula de l'anastomosi biliar exclusivament o es tracta de sortida de bilis per la fístula pancreàtica deguda al reflux, doncs les anastomosis estant molt properes. La major incidència de FP i la menor longitud de la nansa utilitzada en la reconstrucció en el grup PJ, deu ser el responsable de la major incidència de fístules biliars en aquest grup. No varem trobar diferències significatives en la presentació de col·leccions intrabdominals (p=0'106).

Les nostres troballes són similars a les de l'estudi retrospectiu d'Aranha et al. Aquest treball observa una incidència de FP similar en els dos grups (PG 12% vs. PJ 14%), però en el grup PJ són més greus: s'associen a més fístules biliars, necessiten més drenatges percutanis i necessiten més temps per tancar la FP (PG 20'1±18'2 dies vs. PJ 43'8 ± 33'6 dies) [6].

7.4. ANÀLISIS DE LES DIFERÈNCIES EN LES REINTERVENCIONS QUIRÚRGIQUES

Les indicacions de reintervenció quirúrgica i el moment en que es realitzen són diferents segons la tècnica utilitzada en la reconstrucció; per contra, no observem una disminució significativa en la taxa de reintervencions (18'5% PG vs. 25'9% PJ, p=0.322).

L'interval entre la cirurgia inicial i la primera reintervenció és diferent: la mediana del grup PG és al 3er dia i mig, en comparació al 6è dia en el grup PJ (p=0.041). I la primera causa de reintervenció en grup PJ és el tractament de les complicacions derivades d'una FP grau C; i en el grup PG és el sagnat de la superfície de secció pancreàtica.

Els treballs d'Aori et al[12] i el de Bassi et al[5], coincideixen amb el nostre estudi en que les FP en el grup PJ presenta una evolució més agressiva i més difícil de tractar amb mesures conservadores (radiologia intervencionista i endoscòpia terapèutica). En el treball d'Aori et al varen presentar un 5'8% de FP grau C en el grup PG i del 7% en el grup PJ. D'aquest subgrup de pacients amb FP, el 50% del grup PG es va poder resoldre amb tractament conservador, enfront del 31% en el grup PJ; sense observar-se diferències estadísticament significatives (p=0'285)[12]. El treball de Bassi no utilitza el sistema de classificació de la ISGPF, però en el grup PG presenta una taxa de complicacions inferior (complicació única, p=0'002), absència de fístules biliars (p=0'02), disminució RBG (p=0'03) i una menor incidència de col·leccions intrabdominals (p=0'01)[5].

La taxa de reintervencions ha disminuït molt al analitzar els darrers treballs publicats, fins a situar-se pròxim al 2% del total de DPC en l'estudi de Baker et al[112]. En el treball de Van Berge et al el 85% dels pacients que varen presentar FP varen poder resoldre's amb tractament conservador. En canvi, en el nostre treball la taxa de reintervenció persisteix elevada (18'5% en el grup PG i 25'9% en el grup PJ)[87]. Això probablement és degut a un tractament més quirúrgic de les complicacions motivat per la menor disponibilitat i experiència en radiologia intervencionista i endoscòpia terapèutica en els nostres centres.

En aquells pacients amb FP i estabilitat hemodinàmica, el primer tractament pel drenatge de les col·leccions intrabdominals i sagnats tardans és la radiologia intervencionista[113]. Així mateix, el primer tractament del sagnat de la superfície de secció del romanent pancreàtic és l'endoscòpia terapèutica. Però l'abordatge conservador d'aquestes complicacions greus, requereix d'un equip de radiòlegs intervencionistes entrenats, disponibilitat de sala de radiologia intervencionista, endoscopista terapèutic entrenat i l'experiència de l'equip mèdic, format per intensivistes i cirurgians, en el tractament d'aquestes patologies. La disponibilitat de tots aquests recursos les 24 hores del dia i els 7 dies de la setmana no són sempre possibles en els nostres centres en la situació econòmica actual.

Per contra en les indicacions de reintervenció quirúrgica, el moment en que cal reoperar i l'estratègia a utilitzar és diferent segons el tipus de reconstrucció pancreàtica utilitzada. També és important el coneixement d'aquestes diferències pels grups de treball que es plantegin una modificació en la seva tècnica habitual.

Així doncs, una hemorràgia precoç després d'una PG, particularment si s'acompanya d'HDA, la causa més probable serà un sagnat de la superfície de secció pancreàtica i el tractament serà l'esclerosis per endoscòpia digestiva alta o si no fós efectiva, la reintervenció precoç per sutura del vas a través d'una gastrotomia.

Per contra, si l'hemorràgia és tardana després d'una PJ, particularment si s'acompanya de FP. La causa més probable és l'erosió d'un vas arterial (artèria gastroduodenal o de l'artèria hepàtica o de l'artèria mesentèrica superior) del llit de resecció. El diagnòstic es té que confirmar amb TC i indicar una embolització per radiologia intervencionista el més precoç possible. En aquets casos la cirurgia acostuma a tenir resultats catastròfics[114].

7.5. ANÀLISIS DE LES DIFERÈNCIES EN LA FUNCIÓ EXOCRINA

En el nostre estudi la funció exocrina està més preservada en la reconstrucció tipus PG, acompanyada d'una menor pèrdua ponderal i sense observar diferències en la funció endocrina.

L'evolució de la funció exocrina en el postoperatori de la reconstrucció tipus PG és un tema a debat a partir de les publicacions de Rault et al de l'any 2005 i de Jang et al de l'any 2002. Els dos treballs presentaven un important deteriorament de la funció exocrina en ambdos grups, però amb pitjors resultats en els pacients amb reconstrucció tipus PG. No obstant en el treball de Rault et al hi havia una important desviació en el nombre de pacient en cada grup 41 PJ (79%) vs .11 PG (21%). A més, la valoració de l'esteatorrea es va fer per l'aspecte viscosa de la femta, que es una metodologia obsoleta[115]. En el treball de Jang et al la casuística també era baixa PJ 20 vs. PG 14. Aquest autor va trobar diferències en la funció endocrina amb un augment de la tendència a l'intolerància oral a la glucosa (p=0'11), però no s'acompanyava de diferències en l'estat nutricional ni en la qualitat de vida. En l'anàlisis de l'esteatorrea mitjançant el test de l'elastasa, la majoria dels pacient presentaven insuficiència pancreàtica exocrina que va ser greu en tots el pacient amb PG, el grup PJ va ser moderada en 4 casos i greus en 14 pacients (p=0'045) [116].

Aquests resultats són oposats dels resultats obtinguts en la nostra sèrie. Observem una major pèrdua de percentatge de pes (p=0'025) i pitjor funció exocrina (p=0'031) en el grup PJ. Però no varem observar diferències en l'anàlisi de la funció endocrina (p=0'443).

Cal tenir en compte les diferències metodològiques entre aquests treballs i el nostre. La nostre casuística és molt més àmplia 55 PJ vs. 62 PG. El nostre seguiment va finalitzar als 3 mesos de la intervenció; pel contrari en els treballs previs el seguiment a llarg termini, era superior als 12 mesos. Per l'avaluació de la funció exocrina hem utilitzat l'elastasa en femta, que presenta l'avantatge que els seus resultats no queden interferits per l'administració de suplements orals amb enzims pancreàtics. Tampoc hem trobat un empitjorament de la funció endocrina en el grup PG respecte al grup PJ, mesurada mitjançant l'Hemoglobina glicosilada. Globalment només 11 pacients (8'9%) varen desenvolupar una diabetes mellitus de novo; Per contra, en el treball de Jang et al el 45% del grup PJ i el 76% del grup PG varen presentar insuficiència endocrina[116]. Referent a la funció exocrina, 51 pacients del nostre estudi no varen poder fer-se la determinació als 3 mesos de l'elastasa en femta. No obstant, el grup PG no va mostrar més insuficiència exocrina o que aquesta fós més greu. Abans el contrari, el valor d'elastasa en femta en el grup PJ 41±53'80 μg/g va ser més baixa que la del grup PG 106'72±157'02 μg/g, amb un diferència significativa estadísticament (p=0'031).

El nostre estudi demostra que a curt termini la pèrdua ponderal és menor en els pacients amb PG. Això pot estar influït perquè el grup PJ va presentar més FP i una taxa de readmissions més elevada, que pot repercutir en la nutrició i per tant en la pèrdua de pes.

En la literatura s'atribueix una pitjor funció exocrina a la PG perquè el contingut àcid de l'estómac desnaturalitzaria els enzims pancreàtics (lipasa, amilasa i tripsina). Això repercutiria en una pitjor absorció del greix, hidrats de carboni i proteïnes; amb la conseqüent pèrdua de pes. Però hi ha altres factors que intervenen en la funció exocrina: l'atròfia del romanent pancreàtic i la dilatació del Wirsung, secundària a l'estenosi de l'anastomosi del ducte pancreàtic amb el tub digestiu[117-118]. Tots aquets factors condicionen una menor secreció exocrina i per tant estetorrea. Els factors abans mencionats estan molt influïts per la presentació durant el postoperatori d'una FP. El mecanisme de curació de les FP greus (tipus C de la ISGPF) és per atròfia i esclerosi parenquimatosa pancreàtica o si és menys greu la fistula (tipus A ó B) tancarà però amb un estenosi anastomòtica que condicionarà, tal com està demostrat per RM, una dilatació postanastomòtica del Wirsung i atròfia secundària parenquimatosa pancreàtica[118]. En la nostre opinió, una menor incidència de FP i una menor gravetat de les FP és l'explicació més plausible per la menor taxa de reingressos, menor insuficiència exocrina i menor pèrdua ponderal.

La morbiditat postoperatòria (deguda a FP principalment), el tractament adjuvant amb radioteràpia o quimioteràpia i la substitució amb enzims pancreàtics de síntesis (pancreatina) són causes multifactorials que poden condicionar també l'estat nutricional i la pèrdua de pes dels pacients. Si bé el test de les Elastases no s'artefacta per la ingesta de pancreatina, la seva utilització millora l'estat nutricional i disminueix les deposicions. El 69'1% dels nostres pacients han requerit tractament oncològic adjuvant sense diferències entre els dos grups, i això també pot influir en l'estat nutricional i la pèrdua ponderal a curt termini.

Per confirmar els nostres resultats de millor funció exocrina i endocrina posterior a la DPC en els pacients amb PG, caldrà la realització d'estudis aleatoritzats i amb seguiments superiors al nostre, però sense excloure els pacients greus com s'ha realitzat en els estudis previs. Altres treballs utilitzen la Ressonància Magnètica amb estimulació amb secretina per avaluar la insuficiència pancreàtica en el seguiment. En aquest treballs, la insuficiència pancreàtica exocrina i endocrina es relaciona amb el grau de dilatació del conducte de Wirsung i atròfia del romanent pancreàtic[118].

El més important pel correcte tractament de la funció del pàncrees romanent a llarg termini és el seguiment periòdic i protocol·litzat per un equip d'endocrinòlegs i nutricionistes entrenats en la patologia pancreàtica i que formin part de l'equip multidisciplinar que tracti la patologia pancreàtica de cada centre.

A més, disposar d'equips multidisciplinars permet una millora perioperatòria de l'estat nutricional: amb una disminució en la morbiditat postoperatòria[119] i una disminució en la utilització de nutrició parenteral total per la utilització de sondes nasojejunals que permeten la reintroducció precoç de la nutrició enteral[120].

També s'ha demostrat que el control nutricional per evitar la pèrdua de pes en aquells pacients no resecables n'augmenta la supervivència i en millora la qualitat de vida[121].

7.6. ANÀLISIS DELS FACTORS QUE ES REALACIONEN AMB L'APARICIÓ DE FÍSTULES PANCREÀTIQUES

Els factors predictors més reconeguts d'aparició de FP són un parènquima pancreàtic tou, un conducte pancreàtic petit i no dilatat, edat major de 70 anys, vasculopatia, disminució de l'aclarament de creatinina, icterícia de llarga evolució i el sagnat intraoperatori augmentat[7,13,101-103]. La realització d'estudis científics d'alta qualitat en el camp quirúrgic és difícil, i estan caracteritzats per l'alta incidència de biaixos[16]. Per tal de controlar-los, hem analitzat els factors de risc reconeguts per la FP independentment del tipus de reconstrucció (Veure apartat 2.6.).

Per evitar el biaix de selecció i obtenir dues mostres homogènies en funció del tipus de reconstrucció, en l'estudi es va estratificar preoperatòriament per textura pancreàtica, a més de l'aleatorització. Ens varem basar en la patologia primària per poder-ho fer preoperatòriament. El càncer de pàncrees es sol presentar amb consistència pancreàtica dura i diàmetre del conducte de Wirsung dilatat; és a dir, permet una reconstrucció quirúrgica més segura i senzilla[13,100,103].

Al realitzar l'anàlisi de regressió logística multivariant per la presentació de FP en el postoperatori en la nostra sèrie: hem trobat que els factors que augmenten el risc de presentar FP de major a menor són: la consistència tova del parènquima pancreàtic, el sobrepès i obesitat (IMC>25 kg/m^2), les pèrdues hemàtiques intraoperatòries elevades (>650 ml), l'anastomosi tipus PJ i el sexe masculí.

En el nostre treball, al igual que al treball de Lin et al (apartat 2.6)[97], la consistència tova del pàncrees, és el factor més significatiu estadísticament de FP en l'estudi univariant (OR: 8.244, IC 95%: 2.664 - 25.507, p=<0.001) i que es va confirmar com el factor de risc independent o variable explicativa més important en el model multivariant (OR 15'760, IC95% (2'997-82.878) p=0'001).

Una textura pancreàtica tova amb alt contingut adipós (superior al 10%) es relaciona amb una major incidència de FP. Els factors preoperatoris relacionats amb un contingut adipós més gran són: IMC, l'edat i la localització no pancreàtica de la lesió[98-117].

En el nostre treball l'IMC ≥ 25 kg/m^2 augmenta el risc de presentar FP (OR 11.209, IC95% 2'456-51'156, p=0.002). El treball de Rosso et al (en que s'estudiava el pàncrees tou i els seus diferents indicadors preoperatoris, també va observar major incidència de FP en aquest grup (p=0'035). La infiltració de teixit adipós superior al 10% (pàncrees gras) es relacionava amb l'edat avançada (p=0'049) i l'IMC ≥ 25 kg/m2 (p<0'0001) i els considerava un del factors predictors preoperatoris més potents[122]. L'edat no s'ha relacionat amb una major incidència de FP en el nostre treball (p=0'385); però en canvi, és un factor independent realacionat amb l'augment de la incidència de complicacions greus (OR= 3'727, p=0'14).

Un conducte de wirsung petit (≤3 mm) també s'ha relacionat amb un augment de la incidència de FP[87,100]. Però en el nostre anàlisi "per se" no és un factor predictor d'incidència de FP (OR 1'455, IC95% 0'599-3'533, p=0'408), però si s'ha demostrat com un factor independent relacionat amb l'augment de la incidència de complicacions greus (OR=5'525, IC=1'884-16'209, p=0'002). Probablement, això és degut a la mida de la mostra. Les dificultats tècniques relacionades amb el conducte de wirsung petit i un pàncrees tou són les principals dificultats intraoperatòries reconegudes pels cirurgians en la reconstrucció del romanent pancreàtic, i les que han provocat l'aparició de la major part de modificacions i variants en la seva reconstrucció, tal i com hem exposat prèviament.

Les pèrdues hemàtiques intraoperatòries elevades són un factor independent relacionat amb la incidència de FP (OR=4'984, IC 95% = 1'291-19'240, p=0'020), tal i com ja es va reportar en la literatura precedent. Un major sagnat es sol relacionar amb tumors més avançats, invasió vascular, obesitat, coagulopatia i/o pancreatitis preoperatòria[2,13,123,124].

El sexe femení és un factor protector enfront l'aparició de FP en el postoperatori, tal i com ja s'havia reportat en treballs precedents [125,126]; i a més també presenten un millor pronòstic a llarg termini[127].

7.7. ANÀLISIS DELS FACTORS QUE ES RELACIONEN AMB L'APARICIÓ DE COMPLICACIONS GREUS

7.7.1. PREDICTORS PREOPERATORIS I INTRAOPERATORIS

L'únic factor preoperatori relacionat com a variable independent en el nostre anàlisi és l'edat (OR: 3'727, IC95% = 1'306-10'632, p=0'014), malgrat que la diferència en l'estudi univariant no va arribar a la significació (p= 0'085). En la sèrie de Fabregat et al publicada l'any 2010 els factors preoperatoris que es varen relacionar amb complicacions postoperatòries varen ser l'edat superior a 70 anys (p=0'02) i ASA ≥ III (p=0'04)[8].

El metanàlisi de Sukharamwala va estudiar l'influència de l'edat en el postoperatori d'una DPC. Es varen analitzar 5186 pacients d'onze treballs. En set varen utilitzar el punt de tall a majors de 75 anys i en quatre en majors de 80 anys. Van observar un augment en la incidència de neumònies i mortalitat en els 2 punts de tall. La incidència global de complicacions només era estadísticament significativa en el grup de majors de 80 anys[102].

Això podria estar condicionar per un IMC més elevat, un major contingut adipós del pàncrees i, sobretot, la menor reserva funcional dels pacients amb edat avançada.

La valoració preoperatòria és molt important en la selecció d'aquells pacients d'edat avançada candidats a la cirurgia de pàncrees. No hi ha cap punt de tall a la literatura que contraindiqui la cirurgia de forma preoperatòria. Cal fer una avaluació individual, conjuntament amb el pacient i un equip multidisciplinar, per decidir l'estratègia terapèutica a seguir.

Els factors intraoperatoris independents o causes explicatives de presentació de complicacions greus són el diàmetre del wirsung petit (OR=5'525, IC 95%=

1'884-16'209, p=0'002) i les pèrdues intraoperatòries elevades (OR=2'626, IC 95%= 0'978-7'050, p=0'055. (Veure apartat 7.6). El diàmetre del wirsung <3 mm es una variable que s'associa a una major incidència de FP en al majoria de treballs. Tal com hem discutit anteriorment la presentació de FP es causa de sèpsia intrabdominal, hemorràgia i aparició de col·leccions que necessitaran de drenatges i reintervencions[87,100].

Referent a les pèrdues hemorràgiques intraoperatories, aquesta variable també surt significativa en la majoria de treballs retrospectius i prospectius[2,13,47,123,124].

7.7.2. MANIPULACIÓ DE LA VIA BILIAR PREOPERATÒRIA

A diferència de la literatura prèvia, la manipulació per descomprimir la via biliar preoperatòria no s'ha associat a un major taxa de complicacions. En el nostre treball la taxa de complicacions greus en pacients amb manipulació preoperatòria de la via biliar és del 38'8% (19 de 49 pacients), en comparació al 54'1% que han presentat complicacions greus sense haver-se realitzat manipulació de la via biliar preoperatòria (40 de 74 pacients).

El treball retrospectiu de Povoski et al i el multicèntric i aleatoritzat de Van der Gaag et al presentava una major taxa de complicacions greus en el grup de pacients amb manipulació preoperatòria de la via biliar[69-70]. A més, el treball de Povoski et al també associava una major mortalitat en els pacients drenats preoperatòriament[69]. (Veure apartat 2.4).

Cal tenir en compte que la manipulació preoperatòria contamina la via biliar i augmenta la possibilitat de presentar infeccions postoperatoties, però permet diferir la intervenció entre 4 i 6 setmanes després de la descompressió de la via biliar. Això permet millorar l'estat nutricional preoperatori, una major facilitat de programació, derivació i abordatge dels casos per unitats de cirurgia especialitzades en la patologia pancreàtica i en centres d'alt volum per aquesta patologia (15-25 intervencions/any); que s'ha demostrat com un factor molt important per la reducció de les taxes de mortalitat, que passen del 25% a ser inferiors al 5%[16-18]. La centralització en hospitals d'alt volum no és important únicament per l'especialització en l'acte quirúrgic, si no que l'experiència de tot l'equip sanitari (anestesistes, cirurgians, digestòlegs, infermeres, oncòlegs, patòlegs i radiòlegs) millora les cures del postoperatori i en millora el tractament de les complicacions. El treball de Van der Gaag es tractava d'un estudi multicèntric en 13 hospital i alguns només varen fer 10 DPC en tot l'any[70]. Per contra en el nostre estudi es varen drenar selectivament aquells pacient amb bilirrubines més altes o desnutrició més important i la decisió de drenar no va ser al atzar.

8. CONCLUSIONS

CONCLUSIONS

1. Es varen intervindre a 130 pacients de forma consecutiva de Duodenopancreatectomia Cefàlica. 123 pacients varen complir els paràmetres d'inclusió i varen ser aleatoritzats. En 58 pacients se'ls hi va realitzar una reconstrucció del romanent pancreàtic tipus Pancreaticojejunostomia (47%) i en 65 tipus Pancreaticogastrostomia (53%).

2. La taxa bruta de complicacions greus (43% PJ vs. 37% PG, p=0'485) i de reintervencions (25'9% vs. 18'5%, p=0'322) no és diferent entre els dos tipus de reconstrucció pancreàtica. No obstant les indicacions de reintervenció de la Pancreaticojejunostomia està relacionada majoritàriament amb el drenatge de col·leccions intraabdominals i/o hemorràgies tardanes secundàries a fístules pancreàtiques greus. En el grup Pancreaticogastrostomia la principal causa de reintervenció és el sagnat de la superfície de secció pancreàtica. En conseqüència l'interval de reoperació és significativament més curt i l'evolució postoperatoria més benigna.

3. La reconstrucció tipus Pancreaticogastrostomia presenta una menor incidència de fístula pancreàtica (34'5% vs. 15'4%. p=0'014); i les fístules pancreàtiques són menys greus (p=0'006). Els pacients amb reconstrucció tipus Pancreaticogastrostomia presenten una taxa de reingressos per complicacions més baixa (24'1% vs. 6'2%, p=0'005).

4. Els factors predictors o explicatius de presentació de complicacions greus en el postoperatori són: l'edat, les pèrdues intraoperatòries elevades, el diàmetre petit del conducte de wirsung i l'aparició de fístula pancreàtica.

5. Els factors predictors o explicatius de presentació de fístula pancreàtica en el postoperatori són: el sexe masculí, el sobrepès i obesitat, les pèrdues intraoperatòries elevades, la consistència tova del parènquima pancreàtic i l'anastomosi tipus Pancreaticojejunostomia.

6. La reconstrucció tipus Pancreaticogastrostomia presenta una millor funció exocrina i una menor pèrdua de pes en el seguiment a 3 mesos; sense observar diferències en la funció endocrina.

9. ANNEXES

ANNEXES

ANNEXA 9.1: FORMULARI DE CONSENTIMENT INFORMAT DEL PACIENT

Annexa 9.1.1. CONSENTIMENT ESCRIT

Título del ensayo: **"PANCREATICOGASTROSTOMÍA VERSUS PANCREATICOYEYUNOSTOMíA EN LA RECONSTRUCCIÓN DE LA DUODENOPANCREATECTOMÍA CEFÁLICA: ESTUDIO PROSPECTIVO, CONTROLADO, ALEATORITZADO Y MULTICÉNTRICO".**

Código del ensayo:

Yo,...

(Nombre y apellidos)

He leído la hoja de información que se me ha entregado.

He podido hacer preguntas sobre el estudio.

He recibido suficiente información sobre el estudio.

He hablado con..

(Nombre del investigador)

Comprendo que mi participación es voluntaria.

Comprendo que puedo retirarme del estudio:

1º Cuando quiera.

2ª Sin tener que dar explicaciones.

3º Sin que esto repercuta en mis cuidados médicos.

Presto libremente mi consentimiento para participar en el estudio.

....

(Fecha) (Firma del participante)

....

(Fecha) (Firma del investigador)

Annexa 9.1.2.CONSENTIMENT ORAL DAVANT TESTIMONIS

Título del ensayo: "**PANCREATICOGASTROSTOMÍA VERSUS PANCREATICOYEYUNOSTOMíA EN LA RECONSTRUCCIÓN DE LA DUODENOPANCREATECTOMÍA CEFÁLICA: ESTUDIO PROSPECTIVO, CONTROLADO, ALEATORITZADO Y MULTICÉNTRICO**".

Código del ensayo:

Yo,..., declaro bajo mi responsabilidad

(Nombre y apellidos)

que .... :

(Nombre del participante en el ensayo)

Ha leído la hoja de información sobre el estudio.

Ha podido hacer preguntas para participar en el estudio.

....

(Fecha)   (Firma del testigo)

....

(Fecha)   (Firma de quien obtiene el consentimiento)

Annexa 9.1.3.: FULL D' INFORMACIÓ AL PACIENT

Título del estudio: "**PANCREATICOGASTROSTOMÍA VERSUS PANCREATICOYEYUNOSTOMíA EN LA RECONSTRUCCIÓN DE LA DUODENOPANCREATECTOMÍA CEFÁLICA: ESTUDIO PROSPECTIVO, CONTROLADO, ALEATORITZADO Y MULTICÉNTRICO**".

Propósito y objetivo del estudio

Su médico desea invitarle a participar en el estudio clínico anteriormente mencionado, ya que considera que cumple los requisititos para participar en él.

Usted va a ser intervenido próximamente de una cirugía de **duodenopancreatectomía cefálica**. Que consiste en la extirpación de parte del páncreas el intestino que lo rodea (duodeno), la vía biliar que los atraviesa y en ocasiones una parte del estomago. Tras la extirpación de esta parte del páncreas, que se llama cabeza pancreática, se debe proceder a la anastomosis (o unión) del conducto de la parte restante del páncreas con el intestino. El procedimiento habitual y que es el estándar en el 90% de las intervenciones en España, es la anastomosis del conducto del páncreas con la primera parte del intestino que se denomina yeyuno (pancreatoyeyunostomía).

Después de la intervención de **duodenopancreatectomía cefálica**. Uno de los problemas más comunes e importantes es la presencia de una fuga (o fístula) pancreática, entre el 10% y 20% de los pacientes, que condiciona un aumento de las posibles complicaciones como el sangrado, infecciones, mayor necesidad de reintervenciones y mayor estancia hospitalaria. Esto se debe a que el jugo pancreático que circula por el conducto del páncreas es tremendamente corrosivo para los tejidos del cuerpo humano, incluido el intestino y por tanto dificulta la cicatrización de la anastomosis. También condicionan la fístula pancreática el grosor del conducto y la consistencia del páncreas.

Para evitar esta complicación intentamos investigar un cambio en el tipo de unión entre el páncreas seccionado y la vía digestiva. Tal como se ha mencionado antes, la forma habitual de realizar esta unión o anastomosis era unir el páncreas con un asa intestinal. Sin embargo, recientemente en diferentes artículos científicos se ha propuesto una modificación técnica. Esta técnica nueva consiste en unir el páncreas directamente al estomago, que es un órgano mejor vascularizado, con paredes más gruesas y resistentes que el intestino. Los estudios iniciales publicados han mostrado una reducción en la aparición de fugas pancreáticas hasta el 4%. Este tipo de unión está aceptada en la literatura mundial como una opción válida para la reconstrucción de la vía pancreática, pero no se han comparado científicamente sus resultados con la unión con el asa yeyunal que sigue siendo la más utilizada.

Se le ha invitado a participar en un estudio clínico de investigación conjunto entre diferentes centros de España y coordinado por el Hospital Universitario "Dr. Josep Trueta de Girona" para valorar si es posible mejorar la técnica quirúrgica de referencia de la unión entre el páncreas seccionado y la vía digestiva, y por tanto disminuir la presencia de fugas pancreáticas en el postoperatorio y sus posibles complicaciones. El único modo de confirmarlo es hacer dos grupos de pacientes de parecidas características, a unos realizar la unión del páncreas seccionado con un asa intestinal y a otros con el estómago y comparar la evolución de ambos grupos. A todos ellos se les tratará con la técnica y la medicación habitual para el resto de la intervención. Previamente a iniciar este estudio nuestros cirujanos han adquirido experiencia en la realización de esta nueva técnica.

Procedimientos del estudio

Se le realizará el estudio preoperatorio estándar para su patología y para poder realizarse la intervención.

En el momento de la reconstrucción de la vía pancreática se decidirá de forma al azar (aleatoria), con un 50% de posibilidades de cada técnica, en que grupo de tratamiento estará Vd. incluido: reconstrucción tipo pancreaticogastrostomía o tipo pancreaticoyeyunostomía.

Tras la cirugía se le realizará tratamiento estándar, realizando seguimiento analítico al 1º,2º, 3er, 5º, 7º día, con análisis de los drenajes.

Durante el seguimiento postoperatorio que le realizará su cirujano, se le realizará un "test" para determinar la grasa en heces a los 3 meses para poder cuantificar el funcionamiento de su páncreas restante.

Inconvenientes y beneficios

Si se confirmara la hipótesis de trabajo, los pacientes del grupo con reconstrucción con el estomago (pancreaticogastrostomía) podrían tener menor incidencia de fuga pancreática y de sus posibles complicaciones derivadas. No se han observado mayor número de complicaciones en ninguno de los estudios precedentes de este grupo.

Participación

Debe comprender que su participación en el estudio es totalmente voluntaria. Si decide no participar, ello no afectará a su tratamiento habitual ni a su relación con su médico en ningún aspecto.

Si desea abandonar el estudio en cualquier momento, es libre de hacerlo sin que ello afecte el tratamiento normal ni la calidad de los cuidados médicos que usted recibirá.

Su médico también puede retirarle del estudio en cualquier momento sin su consentimiento. Esto podría pasar si usted experimenta un efecto secundario serio e imprevisto, si experimenta un cambio en su situación clínica o si no cumple con el plan establecido para el estudio.

Independientemente de que usted exija interrumpir su participación en el estudio o que su participación pueda ser interrumpida por el investigador, se le pedirá que complete las evaluaciones del estudio tal y como originalmente se planeó. Se le informará de cualquier nueva información que esté disponible o que pueda afectar a su decisión.

Este estudio ha sido analizado por unos evaluadores independientes (Comité Ético de Investigación del Hospital) que han dictaminado que era ético y que, a la luz, de resultados hasta ahora publicados, en ningún momento pueden perjudicarle para Vd. o su salud.

ANNEXA 9.2: FULL DE RECOLLIDA

PANCREATOGASTROSTOMIA VS PANCREATOJEJUNOSTOMIA

A. Dades generals. **nº Protocol** ☐

ETIQUETA IDENTIFICATIVA

CODIFICADA

Metge responsable: Hospital:

Diagnòstic:

B. ANTECEDENTS PERSONALS:

1. HÀBITS: Enolisme ☐
   Tabac ☐
2. IMC (kg/m^2):
3. Antecedents mèdics d' interès:
4. DM Si☐ No☐

C. ANALÍTIQUES:

	PRE	1er	2on	3er	5è	7è	14è	21	30	90
Ht (%)										
Hb(mg/dl)										
Plaq										
TP										
PCR									---------	---------
Fibrinogen										
Amilasa										---------
ALT										
AST										
Falc										
Bil. T										
GGT										
Urea										
Creat										
Alb.										
HbGlic		---------	---------	---------	---------	---------	---------	---------		
Vol drenatge									---------	---------
Aml. drenatge									---------	---------
Bil drenatge									---------	---------
PES Kg		---------	---------							
CEA		---------	---------	---------	---------		---------	---------	---------	
CA 19.9		---------	---------	---------	---------		---------	---------	---------	

D. CARACTERÍSTIQUES DEL TUMOR

a) TIPUS: 1. Adenocarcinoma pàncrees 2. Adenocarcinoma duodè
3. Colangiocarcinoma distal 4. Carcinoma de papil·la
5. Pancreatitis crònica 6. Altres:

b) Esteatosis Pancreàtica: lleu☐ Moderada☐ Greu☐

c) Tamany (cm):

d) Diferenciació: Ben☐ Mod☐ Indiferenciat☐

e) pT1☐ pT2☐ pT3☐ pT4☐

f) pN0☐ pN1☐ pN2☐ N+/NTotal ☐

g) Invasió marge: Si☐ No☐ Pancreàtic☐ Biliar☐ Arterial ☐ Venós☐

E. TRACTAMENTS PREOPERATORIS: SI☐ NO ☐

a. RDT ☐ b. QT ☐ c. CREP ☐

Interval amb la cirurgia: ☐ Bilirubina pre CPRE: ☐

G. DADES QUIRÚRGIQUES:

1. Valoració anestèsica del pacient ASA I☐ ASA II☐ ASA III ☐ ASA IV☐
2. Data de la cirurgia:
3. Duració de la intervenció (minuts)
4. Pèrdues ml 5. Transfusió intraoperatòria(Concentrats):
6. Diàmetre Wirsung mm: 7. Consistència pàncrees Tou ☐ Dur ☐
8. Preservació Pilòrica SI☐ NO ☐ 9. Gastroenterostomia antecòlica☐
10. Resecció vascular: No☐ , Arterial☐ , Venós☐

F. EVOLUCIÓ POSTOPERATÒRIA

1. COMPLICACIONS: SI☐/NO☐

Hemorràgia (grau)☐, causa: ☐

Fístula pancreàtica(grau) ☐ Dies ☐ Pancreatitis aguda

Fístula biliar☐ ☐ Fístula gàstrica

Retràs del buidament gàstric (grau) ☐

Infecció hospitalària: SI☐ NO☐ Cultiu de Bilis: ☐

Infecció incisional☐ Abscés abdominal☐ Pneumònia☐

Altres

infeccions:

Respiratòries☐ Cardiocirculatòries☐ Altres☐:

Classificació de Clavien ☐

1. Transfusió postoperatòria: SI☐ NO☐ Concentrats ☐
2. Ingrés a UCI: SI ☐ NO ☐ DIES:
3. Reintervenció: SI ☐ NO ☐-Interval Cirugia: dies -Causa:

4. Dia d' inici d' ingesta sòlida:
5. Dia de retirada del drenatge:
6. Dies d' ingrés
7. REINGRÉS: SI☐ NO☐ Causa:

G. MORTALITAT (en els primers 30 dies o durant l' ingrés)

SI☐ NO☐ Dies Postop ☐

· CAUSA: ☐ Hemorràgia ☐ Fístula pancreàtica

☐ Abscés abdominal ☐ Sepsis

☐ Respiratòries ☐ Cardiocirculatòries

☐ Altres: ☐ MOF

H. Observacions sobre la tècnica quirúrgica:

☐

I. SEGUIMENT ALS 3 MESOS

- Estat: Viu ☐ Mort ☐
- Recidiva: Si ☐ No ☐
- DM de novo: Si ☐ No ☐
- Deposicions al dia ☐
- Test de quantificació de grassa en femta: ☐
- TRACTAMENTS POSTOPERATORIS: SI☐ NO☐

a. RDT☐ b. QT☐ · Esquema ☐

. KREON☐ · Cicles: ☐

ANNEXA 9.3. TAULA DE SEGUIMENT.

	Preintervenció	Intervenció	Postoperatori immediat	Seguiment
Estudi	Inscripció	Dia 0	Dia 1-3-5-7-14	Als 3 mesos
Consentiment informat	X			
Criteris in/exclusió	X			
Detalls demogràfics, Historial mèdic, Examen físic complet	X			
Hemograma, perfil hepàtic i coagulació	X		X	x
Hb glicosilada	X			x
Marcadors tumorals (CEA i CA 19.9)	X			x
Valoració anestèsica	X			
TC helicoïdal	X			
CPRE si Bil>20mg/l o 400 µmol	X			
Amilasa drenatge pancreàtic			X	
Bilirubina drenatge hepàtico-jejunostomia			Si dubtes	
Aleatorització		x		
Pes	X		X	x
Estudi anatomopatològic		x		
Test de quantificació de grassa en femta				x

10. BIBLIOGRAFIA

BIBLIOGRAFIA

1. McKay A, Mackenzie S, Sutherland FR, Bathe OF, Doig C, Dort J, Vollmer Jr C M, Sixon E. Meta-analysis of pancreaticojejunostomy versus pancreaticogastrostomy reconstruction after pancreaticoduodenectomy. Br J Surg 2006; 93: 929-936.

2. Shrikhande SV, Qureshi SS, Rajneesh N, Shukla PJ. Pancreatic anastomoses after pancreaticoduodenectomy: do we need further studies? World J Surg 2005; 29: 1642-1649.

3. Schlitt HJ, Schimidt U, Simunec D, Jager M, Aselmann H, Neipp M, Piso P. Morbidity and mortality associated with pancreatogastrostomy and pancreatojejunostomy following partial pancreatoduodenectomy. Br J Surg 2002; 89: 1245-1251.

4. Cameron J, Riall T, Coleman J, Belcher K. One thousand consecutive pancreaticoduodenectomies. Ann Surg 2006; 244: 10-15.

5. Bassi C, Falconi M, Molinari E, Salvia R, Burrurini G, Sartori N, Mantovani W, Pederzoli P. Reconstrution by pancreaticojejunostomy versus pancreaticogastrostomy following pancreatectomy. Ann Surg 2005; 242: 767-773.

6. Aranha G, Hodul P, Golts E, Oh D, Pickleman J, Creech S. A Comparison of Pancreaticogastrostomy and Pancreaticojejunostomy Following Pancreaticoduodenectomy. J Gastrointest Surg 2003;7: 672-682.

7. Oussoultzoglou E, Bachellier P, Bigourdan JM, Weber JC, Nakano H, Jaeck D. Pancreaticogastrostomy Decreased Relaparotomy Caused by Pancreatic Fistula After Pancreaticoduodenectomy Compared With Pancreaticojejunostomy. Arch Surg. 2004; 139: 327-335.

8. Busquets J., Fabregat J., Jorba R., Pelaez N., Garcia-Borobia F., Masuet C., Valls C., Martinez-Carnicero L., Llado L., Torras J. Tratamiento quirúrgico del adenocarcinoma pancreático mediante duodenopancreatectomía cefálica (Parte 1). Complicaciones postoperatorias en 204 casos en un centro de referencia. Cir Esp. 2010; 88: 299-307.

9. Takano S, Ito Y, Watanabe Y, Yokoyama T, Kubota N, Iwai S. Pancreaticojejunostomy versus pancreaticogastrostomy in reconstruction following pancreaticoduodenectomy. Br J Surg 2000; 87: 423-427.

10. Kim WS, Youk G E, Park HY. Comparison of Pancreaogastrostomy and Pancratojejunostomy after Pancreatoduodenectomy Performed by One Surgeon. World J Surg 1997; 21: 640-643.

11. Fang WL, Shyr YM, Su CH, Chen TH, Wu CW, Lui WY. Comparison between pancreaticojejunostomy and pancreaticogastrostomy after pancreaticoduodenectomy. J Formos Med Assoc 2007;107: 717-727.

12. Aroori S, Puneet P, Bramhall SR, Muiesan P, Mayer AD, Mirza DF, et al. Outcomes comparing a pancreaticogastrostomy and a pancreaticojejunostomy after a pancreaticoduodenectomy. HPB 2011; 13: 723–731.

13. Yeo C, Cameron J, Maher M, Sauter P, Zahurak M, Talamini M, Lillemoe K, Pitt H. A prospective randomized trial of pancreaticogastrostomy versus pancreaticojejunostomy after pancreaticoduodenectomy. Ann Surg 1995; 222: 580-592.

14. Duffas JP, Suc B, Msika S, Foutanier G, Muscari F, Hay JM, et al. A controlled randomized multicenter trial of pancreaticogastrostomy or pancreaticojejunostomy after pancreaticoduodenectomy. Am J Surg 2005; 189: 720-729.

15. Fernández-Cruz L, Cosa R, Blanco L, López-Boado MA, Astudillo E. Pancreaticogastrostomy with gastric partition after pylorus preserving pancreaticoduodenectomy versus conventional pancreaticojejunostomy: a prospective randomized study. Ann Surg 2008; 248. 930-938.

16. Fong Y, Gonen M, Rubin D, Radzyner M, Brennan M. Long-term survival is superior after resection for cancer in high-volume centers. Ann Surg 2005; 242: 540-547.

17. Birkmeyer JD, Finlayson SR, Tostson AN, Sharp SM, Warshaw Al, Fisher ES. Effect of hospital volume on in-hospital mortality with pancreaticoduodenectomy. Surgery 2000; 127: 238-239.

18. Buchler MW, Friess H, Wagner M, Kulli C, Wagener V, Z'Graggen K. Pancreatic fistula after pancreatic head resection. Br J Surg 2000; 87: 883-889.

19. Walter C, Dumville J, Hewitt E, Moore K, Togersona D, Drew P, Monson J. The quality of trials in operative surgery. Ann Surg 2007; 246: 1104-1109.

20. Kausch W. Die Reseсktion des mittlered Duodenums: eine Tpische operation: Varlauzige Mitterlung. Zengralbl Chir 1909; 39: 1350.

21. Whipple AO, Parsons WB, Mullins CR. Treatment of carcinoma of the ampulla of Vater. Ann Surg 1935; 102: 763-779.

22. Whipple AO. Pancreaticoduodenectomy for Islet Carcinoma : A Five-Year Follow-Up. Ann Surg 1945; 121: 847-852.

23. Tripodi AM, Sherwin DF. Experimental transplantation of the pancreas into the stomach. Arch Surg 1934; 28: 345-346.

24. Person EC Jr, Glenn F. Pancreaticogastrostomy: experimental transplantation of the pancreas into the stomach. Arch Surg 1939; 39: 530-550.

25. Waugh JM, Lagett OT. Resection of duodenum and head of the pancreas for carcinoma: an analysis of thirth cases. Surgery 1946; 20: 224-232.

26. Callery MP, Pratt WB, Vollmer CM. Prevention and Management of Pancreatic Fistula. J Gastrointest Surg 2009; 13: 163-173.

27. Winter JM, Cameron JL, Campbell KA, Chang DC, Riall TS, Schulick RD, Choti MA, Coleman J, Hodgin MB, Sauter PK, et al. Does pancreatic duct stenting decrease the rate of pancreatic fistula following pancreaticoduodenectomy? Results of a prospective randomized trial. J Gastrointest Surg. 2006; 10: 1280–1290

28. Pessaux P, Sauvanet A, Mariette C, Paye F, Muscari F, Cunha AS, Sastre B, Arnaud JP. External pancreatic duct stent decreases pancreatic fistula rate after pancreaticoduodenectomy: prospective multicenter randomized trial. Ann Surg 2011; 253: 879-885.

29. Xiong JJ, Altaf K, Mukherjee R, Huang W, Hu WM, Li A et al. Systematic review and meta-analysis of outcomes after intraoperative pancreatic duct stent placement during pancreaticoduodenectomy. Br J Surg 2012; 99: 1050–1061.

30. Ribero D, Amisano M, Zimmitti G, Giraldi F, Ferrero A, Capussotti L. External tube pancreatostomy reduces the risk of mortality associated with completion pancreatectomy for symptomatic fistulas complicating pancreaticoduodenectomy. J Gastrointest Surg 2013; 17: 332-338.

31. Watson K. Carcinoma of ampulla of Vater. Successful radical resection. Br J Surg 1944; 31: 368.

32. Traverso LW, Longwire WP. Preservation of the pylorus in pancreaticoduodenectomy. Surg Gynecol Obstel 1978; 146: 959-962.

33. Diener MK, Knaebel HP, Heukaufer C, Antes G, Buechler MW, Seiler C. A systematic review and meta-analysis of pylorus-preserving versus classical pancreaticoduodenectomy for surgical treatment of periampullary and pancreatic carcinoma. Ann Surg 2007; 242: 187-200.

34. Kawai M, Tani M, Hirono S, Miyazawa M, Shimizu A, Uchiyama K, Yamaue H. Pylorus ring resection reduces delayed gastric emptying in patients undergoing pancreatoduodenectomy: a prospective, randomized, controlled trial of pylorus-resecting versus pylorus-preserving pancreatoduodenectomy. Ann Surg 2011; 253: 495-501.

35. Hartel M, Wente MN, Hinz U, Kleef J, Wagner M, Müller MW, et al. Effect of antecolic reconstuction on delayed gastric emptying after pylorus-preserving Whipple procedure. Arch Surg 2005; 140: 1094-1099.

36. Pessaux P, Deepak V, Arnaud JP. Pancreaticoduodenectomy: superior mesenteric artery first approach. J Gastrointestinal Surg 2006; 10: 607-611.

37. Figueras J, Codina-Barreras A, López-Ben S, Maroto A, Torres-Bahí S, González HD, et al. Duodenopancreatectomía cefálica en tumores periampulares. Disección de la arteria mesentérica superior como abordaje inicial. Descripción de la técnica y evaluación de nuestra experiencia inicial. Cir Esp 2008; 83: 184-191.

38. Takahashi S, Ogata Y, Miyazaki H, Maeda D, Murai S, Yamataka K, et al. Aggressive surgery for pancreatic duct cell cancer: feasibility, validity, limitations. World J Surg 1995; 19: 653-659.

39. Satake K, Nishiwaki H, Yokomatsu H, Kawazoe Y, Kim K, Haku A, et al. Surgical curability and prognosis for standard versus extended resection for T1 carcinoma of the pancreas. Surg Gynecol Obstet 1992; 175:259-265.

40. Pedrazzoli S, DiCarlo V, Dionigi R, Mosca F, Pederzoli P, Pasquali C, et al. Standard versus extended lymphadenectomy associated with pancreaticoduodenectomy in the surgical treatment of adenocarcinoma of the head of the pancreas. A multicenter, prospective, randomized study. Ann Surg 1998; 228: 508–517.

41. Yeo CJ, Cameron JL, Sohn TA, Coleman J, Sauter PK, Hruban RH, et al. Pancreaticoduodenectomy with or without extended retroperitoneal lymphadenectomy for periampullary adenocarcinoma: comparision of morbidity and mortality and sort-term outcome. Ann Surg 1999; 229: 613-622.

42. Yeo CJ, Cameron JL, Lillemoe KD, Sohn TA, Campbell KA, Sauter PK, et al. Pancreaticoduodenectomy with or without distal gastrectomy and extended retroperitoneal lymphadenectomy for periampullary adenocarcinom, part 2: randomized controlled trial evaluating survival, morbidity, and mortality. Ann Surg 2002; 236: 355-366.

43. Evans D, Farnell m, Lillemoe K, Vollmer C, Strasbert S, Schulick R. Surgical treatment of resectable and borderline resectable pancreas cancer: expert consensus statement. Ann Surg Oncol 2009; 16: 1736-1744.

44. Riediger H, Mokowiec F, Fischer E, Adma U. Hopt UT. Postoperative morbidity and long-term survival after pancreaticoduodenectomy with superior mesenterico-portal vein resection. J Gastrointest Surg 2006; 10: 1106-1115.

45. Wente MN, Shrikhande SV, Müller MW, Diener MK, Seiler CM, Friess H, Büchler MW. Pancreaticojejunostomy versus pancreaticogastrostomy: systematic review and meta-analysis. Am J Surg. 2007;193:171–183.

46. Shen Y, Jin W. Reconstruction by pancreaticogastrostomy versus pancreaticojejunostomy: a meta-analysis of randomized controlled trials. Gastroenterol Res Pract 2012; 627095.

47. Rosso E, Bachellier P, Oussoultzoglou E, Scurtu R, Meyer N, Nadano Het al. Toward zero pancreatic fistuloa after pancreaticoduodenectomy with pancreaticogastrostomy. Am J Surg 2006; 191: 726-732.

48. Munoz-Bongrand N, Sauvanet A, Denys A, Sibert A, Vilgrain V, Belghiti J. Conservative management of pancreatic fistula after pancreaticoduodenectomy with pancreaticogastrostomy. J Am Coll Sur. 2004;199: 198-203.

49. Delpero JR, Paye F, Bachellier P. Cancer du pancréas, Monographies de l'Association française de chirurgie. Paris: Wolters Kluwer France; 2010.

50. Pla V, Pallas A, Ruíz D, Fernández C, Flors C, Roig JV. La pancreatogastrostomía en la reconstrucción tras duodenopancreatectomía por patología maligna de la región periampular. Cir Esp 2002; 72: 14-17.

51. Fernández-Cruz L, Sabater L, Fabregat J, Boggi U. Complicaciones después de una pancreaticoduodenectomía. Cir Esp 2012; 90: 222-232.

52. Reaño G, Cárdenas J, Jiménez-Chavarria E. Pancreaticogastrostomia versus pancreaticoyeyunostomía después de pancreaticoduodenectomia: Análisis crítico de los ensayos prospectivos aleatorizados. Cir Esp 2011; 89 : 348–355.

53. Fernández-Cruz L, Belli A, Acosta M, Jiménez-Chavarria E, Adelsdorfer W, López-Boado MA et al. Which is the best technique for pancreaticoenteric reconstruction after pancreaticoduodenectomy? a critical analysis. Surg Today 2011; 41: 761–766.

54. Ferlay J, Autier P, Boniol M, Heanue M, Colombet M, Boyle P. Estimates of the cancer incidence and mortality in Europe in 2006. Ann Oncol 2007; 18: 581-592.

55. American Cancer Society: Cancer Facts and Figures 2012. Atlanta, Ga: American Cancer Society, 2012.

56. Ferlay J, Shin HR, Bray F, Forman D, Mathers C and Parkin DM. GLOBOCAN 2008 v2.0, Cancer Incidence and Mortality Worldwide: IARC CancerBase No. 10 [Internet]. Lyon, France: International Agency for Research on Cancer; 2010. Available from: http://globocan.iarc.fr, accessed on 26/10/2012.

57. Borràs JM, Borràs J, Bosch FX, Fernández E, Galceran J, Gispert R, et al. Càncer Catalunya 2001. L'Hospitalet: Institut Català d'Oncologia, Departament de Sanitat i Seguretat Social; 2001.

58. Parkin DM, Bray F, Ferlay J, et al. Global cancer statistics, 2002. CA Cancer J Clin 2005; 55: 74–108.

59. Hassan MM, Bondy ML, Wolff RA, Abbruzzese JL, Vauthey JN, Pisters PW, et al. Risk factors for pancreatic cancer: case-control study. Am J Gastroenterol 2007; 102: 2696–2707.

60. López-Serrano A. Factores y diagnóstico temprano del càncer de páncreas. Gastroenterol Hepatol 2010; 33: 382–390.

61. Edge SB, Byrd DR, Compton CC, Fritz AG, Greene FL, Trotti A. Exocrine and endocrine pancreas. AJCC Cancer Staging Manual. 7th ed. New York, NY: Springer, 2010: 241-249.

62. Davies K, Conlon KC: Neuroendocrine tumors of the pancreas. Curr Gastroenterol Rep 2009; 11: 119-127.

63. Botsios D, Zacharakis E, Lambrou I, Tsalis K, Christoforidis E, Kalfadis S, et al. Our local experience with the surgical treatment of ampullary cancer. Int Sem Surg Oncol 2005; 16: 1-6.

64. Jorba R, Fabregat J, Borobia F, Busquets J, Ramos E, Torras J et al. Neoplasias quísticas del páncreas. Manejo diagnóstico y terapéutico. Cir Esp 2008; 84: 296-306.

65. Stain SC, Baer HU, Dennison AR Blumgart LH: Current management of hiliar cholangiocarcinoma. Surg Gynecol Obstet 1992; 175: 579-588.

66. Henson DE, Albores-Saavedra J, Corle D: Carcinoma of the extrahepatic bile ducts. Histologic types, stage of disease, grade, and survival rates. Cancer 1992; 70: 1498-1501.

67. Ryder NM, Ko CY, Hines OJ, Gloor B, Reber H:. Primary duodenal adenocarcinoma. A 40 year experience. Arch Surg 2000; 135: 1070-1075.

68. Soriano-Izquierdo A, Castells A, Pellisé M, Ayso C, Ayuso J.R., Caralt T, et al: Hospital registry of pancreatic tumors. Experience of the Hospital Clínic in Barcelona. Gastoenterol Hepatol 2004; 27: 250-255.

69. Povoski SP, Karpeh MS, Conlon KC, Blumgart LH, Brennan MF. Association of preoperative biliary drainage with postoperative outcome following pancreaticoduodenectomy. Ann Surg 1999; 230: 131-142

70. Van der Gaag N, Rauws E, Van Eijck C, Bruno M, Van der Harst E, Kubben F, et al. Preoperative biliary drainage for cancer of the head of the pancreas. N Engl J Med 2010;362:129-137.

71. Lu DS, Reber HA, Krasny RM, Kadell BM, Sayre J. Local staging of pancreatic cancer: criteria for unresectability of major vessels as revealed by pancreatic-phase, thin-section helical CT. AJR Am J Roentgenol 1997; 168: 1439-1443.

72. Goggins M. Molecular Markers of Early Pancreatic Cancer. J Clin Oncol 2005; 23: 4524-4531.

73. Davis VW, Schiller DE, Eurich D, Bathe OF, Sawyer MB. Pancreatic ductal adenocarcinoma is associated with a distinct urinary metabolomic signature. Ann Surg Oncol. DOI 10.1245/s10434-012-2686-7. Published online: 25/10/2012

74. Verbeke CS. Resection margins and R1 rates in pancreatic cancer – are we there yet? Histopathology 2008. 52: 787-796.

75. Neoptolemos JP, Stocken DD, Dunn JA, Almond J, Beger H, Pederzoli P et al. Influence of resection margins on survival for patients with pancreatic cancer treated by adjuvant chemoradiation and/or Chemotherapy in the ESPAC-1 randomized controlled trial. Ann Surg 2001; 234: 758-768.

76. Raut CP, Tseng JF, Sun CC, Wang H, Wolff RA, Crane CH et al. Impact of resection status on pattern of failure and survival after pancreaticoduodenectomy for pancreatic adenocarcinoma. Ann Surg 2007. 246: 52-60.

77. Esposito I, Kleeff J, Bergmann F, Reiser C, Herpel E, Friess H et al. Most pancreatic cancer resections are R1 resections. Ann Surg Oncol 2008; 15: 1654-1660.

78. Butturini G, Marcucci S, Molinari E, Mascetta G, Landoni L, Crippa S, Bassi C. Complications after pancreaticoduodenectomy: the problem of current definitions. J Hepatobiliary Pancreat Surg 2006; 13: 207-211.

79. Bassi C, Butturini G, Molinari E, Mascetta G, Salvia R, Falconi M. Pancreatic fistula rate after pancreatic resection. The importance of definitions. Dig Surg 2004; 21: 54-59.

80. Bassi C, Dervenis C, Butturini G, Fingerhut A, Yeo C, Izbicki J, et al. Postoperative pancreatic fistula: An International Study Group on Pancreatic Fistula definition. Surgery 2005; 138, 8-13.

81. Shinchi H, Wda K, Traverso W. The usefulness of drain data to identify a Clinically relevant pancreatic anastomostic lezk after pancreaticoduodenectomy? J Gastrointest Surg 2006; 10: 490-498.

82. Yeo CJ, Cameron JL, Lilemoe KD, Sauter PK, Coleman J, Sohn TA, et al. Does prophilactic octerotide decrease the rates of pancreatic fistula and other complications after pancreaticoduodenectomy? Results of a prospective randomized placebo-controlled trial. Ann Surg 2000; 232: 419-429.

83. Li-Ling J, Irving M. Somatostatin and octreotide in the prevention of postoperative pancreatic complications and the treatment of enterocutaneous pancreatic fistulas: a systematic review of randomized controlled trials. Br J Surg. 2001;88:190–199.

84. Gurusamy KS, Koti R, Fusai G, Davidson BR. Somatostatin analogues for pancreatic surgery. Cochrane Databse Syst. Rev 2012, 6: CD008370. DOI: 10.1002/14651858.CD008370.pub2.

85. Sastre B, Ouassi M, Pirro N, Cosentino B, Sielezneff I. Pancreaticoduodenectomy in the era of evidence based medicine. Ann Chir. 2005; 130: 295–302.

86. Veillette F, Dominguez I, Ferrone C, Thayer SP, McGrath D, Warshaw AL, Fernández-del Castillo C. Implications and management of pancreatic fistulas following pancreatiocduodenectomy. Arch Surg 2008; 143: 476-481.

87. Van Berge Henegouwen MI, De Wit LT, Van Gulik TM, Obertop H, Gouma DJ. Incidence, risk factors, and treatment of pancreatic leakage after pancreaticoduodenectomy: drainage versus resection of the pancreatic remnant. J Am Coll Surg 1997; 185: 18-24.

88. Conlon KC, Labow D, Leung D, Smith A, Jarnagin W, Coit DG, et al. Prospective randomized clinical trial of the value of intraperitoneal drainage after pancreatic resection. Ann Surg 2001; 234: 487-493.

89. Wente M, Bassi C, Dervenis C, Fingerhut A, Gouma D, Izbicki J, et al. Delayed gastric emptying (DGE) after pancreatic surgery: A suggested definition by the International Study Group of Pancreatic Surgery (ISGPS). Surgery 2007; 145: 761-768.

90. Hashimoto Y, Traverso LW. Incidence of pancreatic anastomotic failure and delayed gastric emptying after pancreatoduodenectomy in 507 consecutive patients: use of a web-based calculator to improve homogeneity of definition. Surgery 2010; 147: 503–515.

91. Yeo CJ, Barry MK, Sauter PK, Sostre S, Lillemoe KD, Pitt HA, et al. Erythromycin accelerates gastric emptying after pancreatoduodenectomy: an analysis of 200 consecutive patients. Ann Surg 1993; 218: 229-238.

92. Wente MN, Veit JA, Bassi C, Dervenis C, Fingerhut A, Gouma DJ, et al. Postpancreatectomy hemorrhage: an international study group of pancreatic surgery definition. Surgery 2007; 142: 20-25.

93. Limongelli P, Khorsandi S, Pai M, Jackson J, Tait P, Tierris J, et al. Management of delayed postoperative hemorrhage after pancreaticoduodenectomy. Arch Surg 2008;143:1001-1007.

94. Cahow CE, Gusberg RJ, Gottlieb LJ. Gastrointestinal hemorrhage from pseudoaneurysm in pancreatic pseudocyst. Am J Surg 1983; 145: 534-541.

95. Dindo D, Demartines N, Clavien PA. Classification of surgical complications: a new proposal with evaluation in a cohort of 6336 patients and results of a survey. Ann Surg. 2004; 240: 205–213.

96. DeOliveira M, Winter J, Schafer M, Cunnngham S, Cameron J, Yeo C, Clavien PA. Assessment of Complications After Pancreatic Surgery. A ovel grading system applied to 633 patients undergoing pancreaticoduodenectomy. Ann Surg 2006; 244: 931-939.

97. Lin JW, Cameron JL, Yeo CJ, Riall TS, Lellemoe KD. Risk factors and outcomes in postpancreaticoduodenectomy pancreaicocutaneous fistula. J Gastrointest Surg 2004; 8: 951-959.

98. Mathur A, Pitt HA, Marine M, Saxena R, Schmidt CM, Howard TJ, et al. Fatty pancreas. A factor in posoperative pancreatic fistula. Ann Surg 2007; 246: 1058-1064.

99. Choe YM, Lee KY, Oh CA, Lee JB, Choi SK, Hur YS, et al. Risk factors affecting pancreatitc fistulas after pancreaticoduodenectomy. World J Gastroenterol 2008; 14: 6970-6974.

100. Muscari F, Suc B, Kirzin S, Hay JM, Fourtanier G, Fingerhut A, et al. Risk factors for mortality and intra-abdominal complications after pancreatoduodenectomy: multivariate analysis in 300 patients. Surgery 2006; 139: 591-598.

101. Yeh TS, Jan YY, Jeng LB, Hwang TL, Wang CS, Chen SC, et al. Pancreaticojejunal anastomotic leak after pancreatiticoduodenectomy-multivariate analysis of perioperative risk factors. J Surg Res 1997; 67: 119-125.

102. Sukharamwala P, Thoens J, Szuchmacher M, Smith J, Devito P. Advanced age is a risk factor for postoperative complications and mortality after a pancreaticoduodenectomy: a meta-analysis and systematic review. HPB 2012; 14: 649-657.

103. Al Sharaf K, Ihse I, Dawiskiba S, Andren-Sandberg A. Characteristics of the gland remnant predict complications after subtotal pancreatectomy. Dig Surg 1997; 14: 101-106.

104. Del Core R, Thomas I. H., Pierce P. E., Hermreck A. S., Goldsmith H. S., Telford Q. L., et al. Pancreatogastrostomy : a safe drainage procedure after pancreatoduodenectomy. Discussion. Surgery 1990; 108, 641-647.

105. Cobos-Carbó A, Augustovski F. Declaración CONSORT 2010: actualización de la lista de comprobación para informar ensayos clínicos aleatorizados de grupos paralelos. Med Clin. 2011;137:213–215.

106. Sabater L, Calvete J, Aparisi L, Canovas R, Muñoz E, Añon R, Roselló S et al. Neoplasias de páncreas y periampulares: Morbimortalidad, resultados funcionales y supervivencia a largo plazo. Cir Esp 2009; 86: 159–166.

107. Poon RTP, Lo, SH Fong D, Fan ST, Wong J, Prevention of pancreatic anastomotic leakage after pancreaticoduodenectomy, Am J Surg 2002; 183: 42-52.

108. Sauvanet A, Belghiti J, Poanis Y, Gayet B, Camara E, Urrejola B and Fikiti F. Pancreaticogastrostomy after pancreatoduodenectomy. HPB Surgery 1992; 6: 91-98.

109. Teldforf GL, Mason GR. Pancreaticogastrostomy: clinical experience with a direct pancreatic-duct-to-gastric-mucosa anastomoses. Am J Surg. 1984; 147: 832–837.

110. Takao S, Shimazu H, Maenohara S, Shinshi , Aikou. Modified pancreaticogastrostomy following pancreaticoduodenectomy. Am J Surg 1993; 165: 317–321.

111. Rosso E, Lopez P, Roedlisch MN, Narita M, Oussoultzoglou E, Bachellier P. Double omental flap reduced perianastomotic collections and relaparotomy rates after pancreaticoduodenectomy with pancreaticogastrostomy. World J Surg 2012; 36: 1672-1678.

112. Baker TA, Aaron JM, Borge M, Pierce K, Shoup M, Aranha G. Role of interventional radiology in the management of complications after pancreaticoduodenectomy. Am J Surg 2008; 195: 386-390.

113. Shrikhanke S, D'Souza M. Pancreatic fistula after pancreatectomy: Evolving definitions, preventive strategies and modern management. World J Gastroenterol 2008; 14: 2789-5796.

114. Aranha GV, Aaron JM, Soup M, Picleman J. current management of pancreatic fistula after pancreaticoduodentectomy. Surgery 2006; 10: 561-568.

115. Rault A, SaCunha A, Klopfenstein D, Larroudé D, Epoy FN, Collet D, et al. Pancreaticojejunal anastomosis is preferable to pancreaticogastrostomy after pancreaticoduodenectomy for long-term outcomes of pancreatic exocrine function. J Am Coll Surg 2005; 201: 239–244.

116. Jang JY, Kim SW, Park SJ, Park YH. Comparison of the functional outcome after pylorus-preserving pancreatoduodenectomy: pancreatogastrostomy and pancreatojejunostomy. World J Surg 2002; 26: 366-371.

117. Uchida E,Takashi T, Nakamura Y, Aimoto T, Naito Z. Relationship between grade of fibrosis in pancreatic stump and postoperative pancreatic exocrine activity after pancreaticoduodenectomy with special reference to insufficiency of pancreaticointestinal anastomosis. J Nipppon Med Sch 2002; 69: 549-556.

118. Monill J, Pernas JC, Clavero J, Farré A, Morales A, González M, Artigas V, Martínez-Noguera A. Pancreatic duct after pancreatoduodenectomy: morphologic and functional evaluation with secretin-stimulated MR pancreatography. Am J Roentgenol. 2004; 183: 1267-1274.

119. Braga M, Gianotti L, Radaelli G, Vignali A, Mari G, Gentilini O, Di Carlo V. Perioperative immunonutrtion in patients undergoing cancer surgery. Arch Surg 1999; 134: 428-433

120. Baradi H, Walsh RM, Henderson JM, Vogt D, Popovich M. Postoperative jejunal feeding and outcome of pancreaticoduodenectomy. J Gastrointest Surg 2004; 8: 428-433.

121. Davidson W, Ash S, Capra S, Bauer J. Weight stabilisation is associated with improved survival duration and quality of life in unresectable pancreatic cancer. Clin Nutr. 2003; 23: 239–247.

122. Rosso E, Casnedi S, Pessaux P, Oussoultzoglou E, Panaro F, Mahfud M, Jaeck D, Bachellier P. The role of "fatty pancreas" and of BMI in the occurrence of pancreatic fistula after pancreaticoduodenectomy. J Gastrointest Surg. 2009;13:1845–1851.

123. Yeh TS, Jan YY, Jeng LBet al., Pancreaticojejunal anastomotic leak after pancreaticoduodenectomy—multivariate analysis of perioperative risk factors. J Surg Res 1997; 67: 119-125.

124. Schmidt CM, Powell ES, Yiannoutsos CT, Howard TJ, Wiebke EA, Wiesenauer CA, et al. Pancreaticoduodenectomy: a 20-year experience in 516 patients. Arch Surg 2004; 139: 718-727.

125. Marcus SG, Cohen H, Ranson J. Optimal management of the pancreatic remnant after pancreaticoduodenectomy. Ann Surg 1995; 221:635-648.

126. Schmidt CM, Choi J, Powell ES, Yiannoutsos CT, Zyromski NJ, Nakeeb A, et al. Pancreatic fistula following pancreaticoduodenectomy: clinical predictors and patient outcomes. HPB Surg 2009; 2009: 404520.

127. Fabregat J, Busquets J, Pelaez N, Jorba R, Garcia-Borobia F, Masuet C, Valls C, et al. Tratamiento quirúrgico del adenocarcinoma pancreático mediante duodenopancreatectomia cefálica (parte 2). Seguimiento a largo plazo tras 204 casos. Cir Esp 2010; 88: 374-382.

Kolibri 360 GmbH
Ferdinand-Jühlke-Straße 7
99095 Erfurt, Deutschland
produktsicherheit@kolibri360.de

Druck:
CPI Druckdienstleistungen GmbH
im Auftrag der
Kolibri 360 GmbH
Ferdinand-Jühlke-Str. 7
99095 Erfurt